JN330650

愛する人がうつ病になったとき あなたはどうする？

——実践的・共感的な支援ガイド——

著
ミッチ・ゴラント　スーザン・K・ゴラント
監訳
加藤　敏
訳
林　暁子

星　和　書　店

Seiwa Shoten Publishers

2-5 Kamitakaido 1-Chome
Suginamiku Tokyo 168-0074, Japan

What to Do When Someone You Love Is Depressed

A Practical, Compassionate, And Helpfull Guide

by

Mitch Golant, Ph.D. & Susan K. Golant

Translated from English

by

Satoshi Kato, M.D.

Akiko Hayashi

English Edition Copyright © 1996, 2007 by Mitch Golant, Ph.D., and Susan K. Golant

All rights reserved.

Japanese Edition Copyright © 2013 by Seiwa Shoten Publishers, Tokyo

監訳者からの本書の紹介

WHOは二〇〇八年、寿命、健康喪失（DALY値）を尺度にして二〇〇四年における途上国と先進国のすべてを含む世界六九億の人々の病気の統計を発表した。それによると、第一位は呼吸器感染、第二位が消化器感染で、そして第三位がうつ病である。この結果は途上国においてもうつ病が増えてきていることを示す。感染症はもはやそれほど大きな問題にならない先進国についていえば、事情はだいぶ異なるはずである。事実、日本についてみると、寿命、健康喪失（DALY値）を尺度にした病気の統計では、うつ病が第一位に躍り出ている。つまり、すべての病気のなかで、うつ病は最も大きな社会的損失を与えている疾患なのである。このような現象は、グローバル化が進み、職場での仕事が過重となる一方、家族および共同体が離散・弱体化する傾向が著しい現代において、際立ってきているといえる（加藤敏著『職場結合性うつ病』金原出版、二〇一三参照）。いずれにせよ、大切な家族同胞がうつ病を発症すると、家族は心理的だけでなく、経済的にも大きな問題に直面する。かけがえのない恋人、仲間がうつ病になった際にも、切実な問題となる。

実際、精神科を受診される方の中に、愛する人のうつ病を契機にその周囲の健常な人が精神的な失調をきたす事例が散見される。ある中年女性は、自分の子どもが就職してまもなく、うつ病になって仕事に行けなくなり、ひどく心配し、不安のため受診した。またある青年は、結婚をお互いに考え、長く交際してきた恋人がうつ病になり、一生懸命親身で面倒をみていたら、身心ともに疲れた末に自分自身、不眠、意欲低下、食欲低下がひどくなり、受診した。

本書は、このように「愛する人がうつ病になったとき」同胞はどのような支援ができるのか、またどのように適切な支援をしたらよいのかに関して、平易な言葉で書かれている。まず、愛する人がうつ病になったとき、あなたは失望する、うつ病になったことを認めようとしない、怒りを覚える、途方に暮れる、助けるために何でもしようとするなど、支援する人の側の心理的反応について説明する。そして、うつ病の病態について、正常範囲の抑うつから直ちに医学的介入が必要なうつ病まで種々あることを説明する。そのような予備的論述をした上で、支援する人は、強い味方になる役割を引き受け、愛する人を承認する態度が重要であること指摘する。同時に手助けをする上で、自分の力を越えて手助けするような努力を避けるという適切な「限界設定」（リミットセッティング）をする必要性を説いている。うつ病の薬物療法だけでなく、運動、食事など薬物療法にかわるアプローチなどについても、周到に書かれている。

本書は、心理療法家であるゴラント氏が若いときに母親がうつ病に罹患し、大変苦労した自分の体験を含め、多くの具体例がもりこまれ、説得力がある。うつ病を患っている愛する人に適切な医学的な治療を受けさせるための具体的な指針、あわせて、また愛する人に手をさしのべる人自身のメンタルヘルスを保持するための具体的な指針がもりこまれている本書は、確かに副題にあるように、愛する人がうつ病になったときの『実践的・共感的な支援ガイド』として貴重であると思う。アメリカで今も高い評価を得ている理由がわかる。家族同胞、親しい友人、恋人などにうつ病に罹患した人をもつ方に、参考になる本である。うつ病が増加している現在、是非、多くの方に一読願いたい。

なお本書のタイトル「愛する人がうつ病になったとき、あなたはどうする」は原書のタイトルをなるべく忠実に日本語に訳したものである。ただし「うつ病になったとき」の「うつ病」の原語は〝depressed〟で、これは、「うつ病」だけでなく「落ち込む」、「抑うつ的」、「うつ状態」など多義的な意味をもつ。不正確なことを承知で、便宜的に「うつ病」の訳語をあてたことを断っておかなければならない。

平成二十五年三月

加藤　敏

謝　辞

ビラード社のスザンヌ・ウィッカム－ベアードのひらめきと励ましがなければ、私たちがこのような本を書く機会をもつことはなかったでしょう。彼女には心から感謝しています。同じく、いつも私たちの関心事を注意深く見守ってくれたエージェント、ボブ・タビアンにも深く感謝しています。

他にも感謝しなければならない人たちがいます。まず、このプロジェクトへの熱意で私たちを励まし、思いやりのある洞察と経験を分け与えてくれた同僚たちです。医療ソーシャルワーカーのアラン・ラビノヴィッツ、マルコム・シュルツ、ミカエル・スティイツ、スチュワート・ウォルマン博士、そして特にウィリアム・コバーン博士、リンダ・マーサといった人たちです。また、次の同僚たちにも、彼らの完璧な専門性に感謝しています。シェリル・ベヌン博士、フィリス・ゲルバー博士、バーバラ・グッゲンハイム博士、アン・パノフスキー博士、アラン・ソロモン博士。

助言者であり、教師であり、友人でもある、ウェルネス・コミュニティ・ナショナル・トレーニングセンターの創始者で所長のハロルド・H・ベンジャミンは、文字の力が世界を変えることを教えてくれました。彼自身がもつ例だけでなく、他の人たちにも尋ねることで、私たちを導いてくれました。

私たちの家族、私たちに愛と喜びをもたらしてくれた娘たち、チェリーとエイミーにも感謝しています。兄のウィリアム・グラント、親戚のマリー&アーサー・クラインハンドラー夫妻、ヘンリエッタ・クラインハンドラーにも感謝しています。彼らは必要なとき、いつも傍にいてくれました。

最後に、妻であり共著者でもあるスーザンにも感謝しなくてはなりません。私たちは分裂した細胞のように親密で、親友であり、恋人でもあります。彼女は悲しみに暮れるときには慰め、争いが起こったときには守ってくれる存在です。鋭く情熱的な執筆家、思想家、そして教師として、多くの人々のライフワークに命を吹き込んでいます。もちろん、そこには私も含まれます。

この本を書いたことで、私たちは互いにたくさんの傷を修復し合えたと心の底から信じています。両親の苦しみが他の人の安らぎの源となるという希望をもって、二人の生涯にも敬意を表します。

第二版によせて

何年にもわたり読者から受け取った、何百ものメールや手紙に感謝しています。かつて私たちの本が彼らに提供した援助と慰めを、今度は彼らが分かち合ってくれました。実際、それはこの改訂版への動機づけとなり、ひらめきを与えてくれています。また、アンディ・ロス博士とクリスティン・フォレスト博士にも、その洞察力と監修作業、最先端の精神薬理学的治療についてのアイデアを提供してくださったことに感謝しています。二人の思いやりと創造性が励みとなりました。さらに、ホルト社の編集者であるフローラ・エスタリーとリンジー・ロスにも感謝いたします。

ミッチ・ゴラント

目次

第Ⅰ部　うつ病を理解する

第1章 愛する人がうつ病になったとき

愛する人がうつ病になったとき、あなたは、

——失望し、心配になり、混乱する。

——その人に元に戻ってほしいと願う。

——その人がそうなったことを認めようとはしない。

——拒絶されたように感じる。

——怒り、途方に暮れる。

――疲れきってしまう。
――必死で関わっていこうとする。
――罪悪感と孤独を感じる。
――その人を助けるために何でもしようとする。

愛する人がうつ病になったとき、人は右に挙げたさまざまな、そしてそれ以上の思いを抱えることになります。あなたはショックを受けるかもしれません。このような状況のすべてから逃げ出したいと願い、現実を否定しようとするかもしれません。「どうしてこんなことになったのだろう」と腹を立てるかもしれません。「どうして私たちが？　うちの家族が？　友達がこんなことに？」と憤るかもしれません。引きこもったり、絶望的になったり、ふさぎ込んでしまうかもしれません。神や、愛する人と取り引きしようとさえするかもしれません。「あなたがもう少しだけ頑張ってくれたら……。朝きちんと起きてさえくれれば、私もあなたにもっと応えられるのに」と。

愛する人は、失業や金銭的な失敗、最近あった家族の死、人間関係が終わってしまったことなどで落胆し、うつ病になってしまったのかもしれません。単純な落ち込んだ気分と本格的で臨床的なうつ病は、連続する線上にあります。私の家族の物語は、この線上のとても難しいところにまで行ってしまった例と言えます。気にかける側が愛する人を助けようとするとき、どれだけ死に物狂いになるのか、そして、うつ病に苦しむ人の紛れもない苦痛をお伝えするために、これから私の家族の話をしたいと思います。

私が十四歳のとき、母はうつ病になりました。兄がオックスフォード大学の大学院進学のためにイギリスに渡ったときでした。まず母の部屋が暗転した舞台のように暗くなり、やがてそれは家全体に広がっていきました。母は以前にもうつ病になったことがあり、そのときは部分日食のように、ほんの少しの間私たちはバランスを崩しました。しかし陰が弱まった後、皆元に戻ることができたのです。

今回は違いました。何日も何週間も、母は自分の部屋から出ようとしませんでした。母の吐息はすべて苦痛のうめきでした。黒い寝巻きだけを着て、着飾ることはほとんどありませんでした。とにかく夕食には顔を出すだろう――しかし母は来ませんでした。孤独が音をかき消していきました。

私は自分が母を助けようとしていたことを覚えています。学校から戻ると母の部屋へ行き、ベッドの縁に腰かけ、母を元気づけられないかと願いながら、友達が校庭でふざけた話をしました。良い点数を取ったテストの答案用紙をナイトスタンドのところに置いたりもしました。しかし母は見向きもしませんでした。母が耳を傾けているかのように話し、明るく振る舞うこともありました。実を言えば、怖かったのです――泣き出さないようにするだけで精一杯でした。

あるときには、母は大声を出していました。とても穏やかに始まり、はじめのうちは母がしゃべってくれたことに感謝していました。しかし母の声色はすぐに険悪なものとなり、自分の人生を台無しにした人や出来事に話が及ぶと、その声は激しくなっていくのでした。母は自殺をすると言っては脅しました。私が母の問題の「原因」だったこともありました。

どんなに反論や推論を申し立てたとしても、それが緊迫した絶望の影に入り込む余地はなかったでしょう。

父は助けを求めました。ホームドクターがときどき訪ねてきました。母は医師の訪問が良い出来事であるかのように振る舞うこともありました。しかし医師が帰った後、自分を辱めたと言って私たちを罵り、事態を悪化させることもありました。母は主治医に「気が触れている」と思われることを恥じていました。その結果、鎮痛剤以外の治療は拒むようになってしまいました。母はたくさんの身体的苦痛にさまざまな処方薬を使い、その苦痛が問題の焦点ともなっていました。この沈黙と罵り、身体的苦痛、完全な拒絶というジェットコースター状態が数カ月続いた後、父は閉じこもり、私の成績は低迷し始めました。

母がまったくの元通りになることはありませんでした。

何年も後になって私は、大学院で教育心理学を学んでいるとき、心理療法の様子を見て、ロサンゼルス自殺予防センターで電話カウンセラーとしての訓練を受けることにしました。面接時に一人の面接官が尋ねました。「どうして君は自殺予防に関心をもつようになったのかな？」。私は少し口ごもった後、咳払いをして、「他人を助けること」、そして「心理学に対する関心」をずっともっていたことを話し始めました。あわせて、母がうつ病であったことも話しました。面接の最後にその面接官は言いました。「君がこのトレーニングを受けることにした理由は素晴らしいと思う。きっと君のお母さんを理解するのに役立つよ」

驚くような出だしから、母のうつ病を理解するという長い道のりが始まりました。そしてその過程で、もっと良い息子、より敏感な介護者、より共感的な心理学者になることができました。そのとき私は気がつきませんでしたが、面接官が面接中にはっきりと見抜いていたのは、私の心理学に対する関心が、母と家族と自分自身を救う方法を見つける必要性に突き動かされていたということでした。

今、私が関心をもっているのは、愛する人がうつ病になったときにどう切り抜けていくかについて、私が身に付けてきたことを皆さんと分かち合うことです。数年にわたる訓練で身に付けたこと、悲しみと喜びを分かち合った何百もの家族とのカウンセリングで得てきたことの中には、うつ病になった愛する人の力になるための方法があります。あなたもその過程で、愛する人にもっと近づけるようになるでしょう。

うつ病にまつわる迷信

心臓病や関節炎などの慢性的な病気と違い、うつ病には恥という汚名が付いてまわっていて、それがうつ病の強烈さを助長しています。この汚名のせいで、うつ病に苦しみ、切実に治療を必要としている二千万人ものアメリカ人が、助けを求めることができないでいます。実際、ニューヨーク・タイムズ紙の最近の記事によると、うつ病の治療を必要とする人の約三分の二が、治療を受けないそうです。

うつ病を治療しないでいることによる損失は、薬代、長期欠勤、生産性の低下により、アメリカ国内で年間三〇〇～四四〇億ドルにも上ります。

この病気にまつわる迷信や不完全な事実により、あなたや愛する人は、ただでさえ人をひどく衰弱させる病気に立ち向かっていくことがいっそう困難になる可能性があります。これからいくつかの迷信を見ていくことにしましょう。そして、そんなものは捨て去ってしまいましょう。

◆迷信その１：固い意志があればうつ病は乗り越えられる

「彼がもう少し頑張ってくれれば」「彼女がもっと聞き分けがよければ」「彼が立ち直ってくれさえすれば」。こんな言葉は、難しくなっている状況をさらに難しくするだけです。

うつ病になった人にそんな気持ちを伝えたとしても、それは腎臓病の人に、「固い意志があれば腎機能はコントロールできる」と言うのと何ら変わりありません。

忍耐と、問題を乗り越える資質に欠けているという考えは、うつ病になった人がすでに自分自身に感じている否定的な思いを強め、自分を弱く怠惰で愚かな敗北者と決めつける原因になってしまいます。これは逆効果であり、すでにある自己批判と絶望の負のスパイラルを深めてしまいます。

うつ病ではない人にとっても、自己批判的な考えは馴染みがあり、私たちの誰もがもっているものです。とはいえ、それが現れては消えていくものだということを私たちは知っていますし、対処することもできます。残念ながら、うつ病の人にはこれができません。否定的な考えをコントロールすること、それは彼らには不可能なことなのです。悲しみに沈んだ言葉が、壊れたレコードのようにいつまでも繰り返されます。「私は怠け者だ」「僕は大馬鹿者だ」「私は負け犬だわ」「自分には価値なんてありゃしない」「もう希望なんかない」

うつ病の人は、まるで自然落下運動のように、自らの感情に引きずられて沈んでいきます。うつ病ではない私たちは、感情に翻弄されたとしても、そこには終わりがあることを知っています。

しかし、うつ病の人は、まるでいつどうやって降りればよいのかわからないまま暴走列車に乗っているような感じで、気分の浮き沈みや曲がりくねりを味わっています。残念ながら、彼らは降りようという意志をもつこともできないのです。

うつ病は、生物学的、社会的、心理学的、そして遺伝学的要因からなる病気です。治療しなくてはなりません。しばしば再発と寛解を繰り返す、慢性的な状態になることもあります。意志の力ではどうにもならないのです。

◆迷信その2：すべて頭の中のこと

何年か前に私は『英国万歳！』という映画を観ました。映画館の座席でこう思ったのを覚えています。「ジョージ王はうつ病だな。きっと植民地を失ったからだろう。主治医は十八世紀流の積極的な強化を行っているな……効果も出ている」

スタッフロールで、神経系の身体疾患であるポルフィリン症が王の狂気を引き起こした可能性があることを知って、私は戸惑いました。ジョージ王の問題は身体的なものだけだったのか、植民地を失うという大きなストレスが病気のきっかけとなったのだろうかと考えました。答えは誰にもわかりません。

しかし、この映画が投げかけた問題は、私たち皆にとってとても重要です。一見狂気としか思えないものが、実は生物学的な疾患の結果だということもあるのです。うつ病が常に脳に関係しているとは限りません。実際には、一見関係なさそうな医学的な病気の症状として引き起こされることもあり得るのです。

◆迷信その3：うつ病は恥ずべきもの

私の母のように、うつ病を狂気の一種と信じ、恥ずかしく感じる人もいます。このような考え方は、せいぜい一世紀前からの風潮にすぎないのですが、現在もしつこく私たちの頭の中に根付いています。精神疾患を抱えている人は社会から遠ざけられ非人道的な精神病院へ送り込まれる、というイメージを思い起こさせます。

恥の感情は、うつ病に伴って現れることが多い症状です。だからといって、うつ病が恥ずべきものだということではありません。うつ病は自らを恥ずべき者と考え、そのうえで選択した道徳的な態度ではないのです。

しかし症状として、うつ病の人がもつ恥の感情は、この病気の心理学的な本質を理解するうえで価値あるものでもあります。心理療法の中でこれらの感情を探究することで、ある種のうつ病が和らぐことはよくあります。しかし、うつ病を恥ずべき状態と決めつけることは、恥の上塗りをしていくかのように、うつ病を悪化させます。

残念なことに、うつ病の人は自分が狂いつつあると考えたり、感じたり、信じ込んだりすることがあります。もしあなたが狂気という汚名を付け加えたら、状況は混乱の一途を辿るだけでしょう。狂気という言葉からは、映画『カッコーの巣の上で』のイメージがすぐに浮かび上がります。映画の中では恐ろしいことに、麻酔なしの電気けいれん療法*が行われています。これは非現実的で時代遅れの話ですが、うつ病の人にとっては実にリアルなことなのです。

介護する者としてのあなたの役割は、愛する人を支え、強い味方となり、彼らが最も恐れていることが現実にはならないこと、治療の間あなたが傍にいることを伝え、安心させることです。うつ病に苦しむ人に対しては、レッテル貼りをしたり、型にはめたり、決めつけたりすることがないよう気をつけなくてはなりません。

◆迷信その4：うつ病になったら働けない

これも間違っています！　うつ病の人にもできることはあります。うつ病でも**治療**（心理療法や、薬物療法を伴う心理療法）**を受けている**人のほとんどが、生産的な生活を送っています。彼らは家庭での責任を果たしています。それは薬物療法と心理療法の驚くべき成果です。治療を受けながら働いているうつ病の人は、痛みと怪我が付いてまわるフットボール選手と似たようなものです。ただ、うまくやってのけているのです。そして、毎日が小さな成功の積み重ねなのです。

私の患者で、三十代前半のサラは、アイビーリーグを主席で卒業した後、東海岸からロサンゼルスへ引っ越しました。コンピューター・アナリストという新しい仕事は、最初の一年間は素晴らしいものでした。傑出した仕事ぶりを評価され、その年の終わりには相当のボーナスをもらいました。

しかし翌年、サラは打ちひしがれていました。上司が異動し、彼女は別のチーム、別のプロジェクトに配属されたのです。彼女は急にのけ者となりました。これが彼女のうつ病の引き金となったのです。仕事のプレッシャーが重くなるにつれ、うつ病も悪化し、現実に仕事が彼女の命綱となってしまいました。サラは毎日仕事へ行き、そうすることによって自分の生活をコントロールしようとしました。

治療の背景にある考えは、うつ病であるにもかかわらず、愛する人が世界の中で行動する能力を高めようとすることなのです。

◆迷信その5：心理療法は役に立たない

うつ病に対する心理療法は、症例の七〇％において非常に効果があり、治療からは数え切れな

＊訳注：現代では重篤なうつ病に対し麻酔科で全身麻酔を行い、骨折や脱臼を避けるために筋弛緩剤を併用する手法、つまり修正型電気けいれん療法が標準となっています。詳細は第8章参照。

いほどの恩恵が得られます。生産性と生活の質を高めるのです。実際、ニューヨーク・タイムズ紙の最近の記事で、さまざまなうつ病治療で心理療法が用いられているとの調査結果が報告されています。レノにあるネバダ大学医学部の心理学博士、デヴィッド・アントヌッツィオと同僚たちは、研究によって、「従来の知識に反し、うつ病の治療においては、たとえ重症であっても、心理療法に勝る薬はない」ことを示しました。

面白いことに、最近の消費者調査でも同様の結果が得られています。うつ病の治療に心理療法と薬の両方またはいずれか一方を使用した大規模調査で四千人から回答を得たところ、消費者連合の調査者が出した結論は、「心理療法単独でも、フルオキセチン（本邦未発売）やアルプラゾラム（ソラナックス、コンスタン）といった薬と心理療法を併用したのと同程度の効果がある。処方薬を服用している人のほとんどが効果を感じているが、多くの人が副作用を報告している」というものでした。

しかし、心理療法だけでは不十分なこともあります。愛する人が重いうつ病だとしたら、心理療法に加えて薬物療法が必要かもしれません。

◆迷信その6：抗うつ薬は、嗜癖を起こしやすく、さもなければ依存を引き起こす

嗜癖［訳注：化学物質への強い生理的または心理的依存のこと。用語解説参照］には禁断症状が伴い、一度

薬物にはまるとその習慣をやめることができないと言われています。依存とは、効果を十分に得るために、どんどん摂取する物質の量が増えていくことです。基本的に、過剰摂取の恐れがあります。現代のうつ病治療に使われている薬の大半は、こうした状態にはなりません。

しかし、重篤なうつ病の病相を何度か経験している人では、その後の人生において、生命、そして健全さを保つために薬を飲み続けなければならないだろう、ということも事実です。どんな状況であれ、薬は常に適切な服用量、使用頻度、緩和効果に目を配らなくてはなりません。薬については第7章でより詳しく見ていきます。

◆迷信その7：うつ病はどれも一緒

「うつ」という言葉は、しばしば多くの異なる問題を一括りにするものとして使われ、愛する人を失った際の正常な悲しみから、自己破壊的行動や自殺行動までをも含むものとして使われています。（第2章では「医学的なうつ病」をはじめ、さまざまなうつの程度について説明します）

しかし、うつ病はそれほど単純な病気ではありません。以下のようなものでもあるのです。

- 薬物依存やアルコール依存といった他の問題の結果
- パーキンソン病、注意欠陥障害（ADD）、甲状腺の欠陥（甲状腺機能不全症）、肝炎、多発

性硬化症、関節炎、良性脳腫瘍、ある種のがんとその治療、月経前症候群、出産直後といった特定の状況と関連する
- 単核症（白血球増加）、エプスタイン‐バー症候群、慢性疲労症候群、エイズ、インフルエンザ、などの特定ウイルスの感染症状
- 避妊ピルやある種の血圧降下剤、コルチゾン（副腎皮質ホルモン）などの薬の副作用

また、うつ病は明らかにさまざまな形をとって現れます。

- 深刻な憂うつ
- 悲観
- 怒り
- 疲労
- 不安
- 摂食障害
- ギャンブルやセックス依存、アルコール依存といった強迫的ないし依存的行動
- 子どもや青年の行動化

- 躁うつ病（双極性障害とも呼ばれる）の場合、著しくエネルギッシュな行動が、ひどく無気力で絶望的な病相の後に続いて出現する

覚えておいていただきたいのは、明確なプランを実行する前に、心理学的、社会的、生物学的、遺伝学的要因に目を向け、診断と治療を行わなければならないということです。第2章で、うつ病の性質についてより徹底的に見ることにします。

◆迷信その8：物質依存とうつ病は関係ない

いいえ、むしろ物質依存とうつ病は大いに関係があります。アメリカ国立薬物依存研究所の前所長であるアラン・I・レシュナー氏によると、大うつ病*の人の二五％が、物質依存と診断できるような問題を抱えているとのことです。

物質依存とうつ病の間には、堂々巡りとも言えるような関係があります。アルコール依存や薬物依存の人の多くが、これらの物質を使って自分のうつ病を治そうとします。例えば躁うつ病の

＊訳注：アメリカ精神医学会で定義されたうつ病。DSM-IV-TRでは、抑うつ気分またはすべての活動における興味あるいは喜びの喪失を中心に、体重・食欲の変化、睡眠障害、焦燥または制止、易疲労性気分の減退、無価値感または罪責感、思考力・集中力の減退、自殺企図のうち五つ以上が二週間以上続くことを診断基準としています。

人なら、アルコールでハイな状態を和らげようとしたり、コカインを使って沈んだ気分から立ち直ろうとしたりするかもしれません。私の母が用いていたのは、睡眠薬と、彼女が感情的な苦痛を麻痺させることができると信じていた、エンピリン-コデイン№3という依存症になりやすい鎮痛剤でした。

しかし残念ながら、そのような効果は一時的なものにすぎません。例えば、アルコールの初期効果によってうつ病の人は解放されたように感じます。アルコールは制止作用をなくすものであり、患者の制止の一部を解除します。しかし同時に、抑うつをもたらす作用もあります。したがって、最初はアルコールで気分が良くなるのですが、結果的にはうつ病を悪化させてしまいます。コカインや鎮痛剤といった依存症になりやすい物質を使うと、その渇望がさらに複雑な問題を生み出します。

抗うつ薬の適切な使用は、物質乱用や他の依存行動の管理や軽減に役立つことがよくあります。私の患者のポールは、ポルノ、食物、マリファナ、アルコールに対する多重の依存症を抱えていました。彼がうつ病と診断され治療が始まると、彼の生産性と家族に莫大な損失をもたらした依存症が、ずっと対処しやすくなったのです。

よくある反応

愛する人がうつ病になったとき、最初の反応はもっぱら、信じられないというものです。何が起きたのかさっぱりわかりません。こんなことになった理由を探します。腹が立ち、不満を抱えます。ショックを受けるのです。

しかし、うつ病になった本人にとっては、長いことその内面でうつうつとした気分がくすぶり続けていたのです。その発症を突然引き起こした出来事――うつ病のきっかけになったと思える問題――は、残り火を大火にしてしまうほどの勢いで起こることがあります。私の母の場合、兄が家を出たことがきっかけとなりました。他の人にとっては、失業や愛する人を失う経験、事業の失敗、慢性病と診断されること、離婚など、打ちのめされるような喪失体験なら何でもそうなる可能性があります。

私たちは、ずっと音もなくくすぶっていたうつ病の要素――生産性の低下、否定的な考え、眠気または不眠、食欲不振、元気がなかったりやたら活発だったりすることなど――を認めることよりも、うつ病を突然引き起こした出来事を見つけ出そうとし、それがすべての原因だと思い込んでしまうことがあります。または、それらの要素は性癖のようにみなされて、くすぶっている問題の兆候とは考えられないことがあります。あるいは、うつ病の人は単に内面で困難な問題を抱え込んでいたと考えられることもあります。

薬物の過剰摂取やリストカットによる自殺のそぶりなど、深刻な事態も含め、一見唐突な症状の出現によって、私たちは起きたことに対して自分を責めることがあります。

家族や当人たちの多くは、助けを求める前に「そうなるとわかっているべきだった」、「長く待ちすぎた」と思い込んでしまいます。この段階では、彼らは問題を解決するための行動は何かということで頭がいっぱいになります。医師のもとへ走り、精神科医に助けを求め、前回の再発時に相談していたカウンセラーと連絡を取ります。そこでは問題を解決しようとして膨大なエネルギーが消費されます。それはあたかも、破裂した水道管だけを修理するかのようなものです。

もちろん、助けを求め、あらゆる方策を立てることも大切です。しかし、あなたは自分のペースを学ばなくてはなりません。すぐに問題が解決するということを期待してはいけません。水道管が破裂したら、水漏れは壁を汚し、カーペットを台無しにし、床を歪め、家の土台すら浸食しかねないということを覚えておいてください。やるべきことはたくさんあります。この段階では忍耐が極めて重要です。そして、自らの努力とささやかな成功に価値を見出すことが最も有益なことです。

私の家族の場合、適切な方策もなく、父は閉じこもり、希望を失ったままでした。父が母のベッドの縁に腰かけ、母の脚に手を置いたり手を握ったりしていたことを思い出します。夜遅く、ウイスキーグラスを手にしたまま宙を見つめ、疲れきっていて、翌日どうやって仕事のために早く起きられるのか、どうやって次の日を迎えればよいのかわからず途方に暮れていた父の惨めな姿を目にしたものです。父は何をすべきかわからないまま、孤独の中で自分を見失っていました。

ゆっくりと父は自らに失望し、そして母から距離を置くようになりました。次第に毎朝早く仕事に出かけ、夜も遅くに戻るようになりました。母はますます孤独になっていき、……私も一人ぼっちでした。いずれにしろ、父は母の病気の大きな渦に飲み込まれてしまったのです。適切な助けがあれば、父は自分と母を助ける方法を見出せていたと思います。

この本は、病気を乗り越え、あなたが光に向かっていくのを手助けすることができるでしょう。あなたは自分たちの関係を修復したいと願っています。相手の役に立ちたいと願っています。この本は、その目標を達成できるよう後押ししてくれることでしょう。

手助けするうえで

この本の目的のひとつは、あなたとあなたの愛する人が助けを得たり与えたりできるようサポートすることです。問題は、うつ病の人がとても動くことなどできず、自力で助けを求められないということかもしれません。しかし、さまざまな治療法が利用可能であり、そのほとんどがとても効果のあるものなのです。

こんなふうに考えてみましょう。あなたは頭痛もちで、横になったりアスピリンを二錠飲んだりすれば治ることもあります。それで治らないときには、タイレノールやアドヴィルを飲むかもしれません。仕事を休んだりもするでしょう。それでも治らなければ、病院へ行って神経学的な検査を受けたりバイオフィードバックを試したりするかもしれません。休暇を取るかもしれないし、必要であれば仕事を変えることもあるでしょう。他の町へ引っ越すかもしれません。つまり、必要なら何でもすることになります。

うつ病の解決方法を模索する際にも同じことが言えます。あなたは一番効果のある治療法を探し続けることになります。**それだけが正解であるかのように、**ひとつのアプローチに固執しないことがとても大切です。うつ病の人のあらゆる努力をサポートしましょう。たとえ踏み出した一歩がほんのわずかなものであっても、力づけてあげてください。

それは、仕事の状況が悪化してうつ病になった私の患者、サラにも起きたことです。彼女の夫のフランクはサラの最大の応援者であり支持者でした。彼は妻の履歴書を他の会社へ持っていく手助けをしましたし、職場でのひどい待遇を立証する手助けもしました。

次の章で紹介する柔軟さ、実用主義、そしてテクニックは、生き延び、回復するための戦略を練る助けとなるでしょう。これがあなたの持ち駒になります。役に立つときは使い、効果がなければ手放しましょう。あなたの性格と状況に合わせて使ってください。

自分が手助けできる限界を知ることも大切です。うつ病の人は、回復のために自らの病気をコントロールしていかなければなりません。手助けできる人とイネイブラー*――うつ病の人が自分自身で問題を解決するのを妨げ、結果的に治らないままでいることを許してしまう人――であることには、明らかな違いがあります。自ら学ぶということに責任をもち、病気との闘いに積極的

*訳注：もともとは実現する人といった意味ですが、アルコール依存者や薬物依存者の治療をする経験の中で、イネイブラーは次のような意味で使用されるようになりました。つまり、アルコール依存者や薬物依存者による巻き込まれや暴力などの被害を受けながら、依存者を助けるつもりで尻拭い行為とも言える間違った支援を行い、結果として病気の進行や問題行動の助長に手を貸す人のことを指します。詳細は第4章参照。

に参加し、そして病気の深さを知るということが、回復するためには重要となります。この点に関しては、第4章でより詳しく見ていきます。

とはいえ、あなたにできること、言えること、とり続けられる態度、設けられる限界にはさまざまなものがあり、それらは私の両親が選択したものよりもずっと助けになるはずです。はじめは、あなたの行動が愛する人に効果を発揮しなかったとしても、助けになります。それらは適切で、最も役立つものなのです。

さらに、その過程には、あなた自身が安らぎを得、自分を大切にするための方法があります。愛する人がうつ病になっても絶望する必要はありません。そこには希望があるのです。

第2章 うつ病とは何か

悲しみを感じていたり落ち込んだ気分だったりするとき、人はその状態をうつ病だと言うかもしれませんが、専門的にはうつ病ではないかもしれません。感情の経験は連続的なもので、そこには落ち込んだ気分という単純なものから本格的で臨床的なうつ病まで、広い範囲が存在するのです。

正常範囲の悲哀

マーガレットは五十二歳の弁護士で、ある日の午後、憂うつな気分だと言いながら診察室に入ってきました。「とても悲しいのです」。彼女は言いました。「何をしても、自分がそれをしているとは思えないのです。気力をなくしてしまったようです」

マーガレットの末娘が大学進学のために家を出たということを聞き、私は少し探ってみることにしました。

「夜はちゃんと眠れていますか？」。私は尋ねました。

「はい、でもどうして？」。彼女はそう答えましたが、私が尋ねたことに驚いていました。

「食欲はどうでしょうか？　何か変わりましたか？」

「そうだったらいいんですけど、体重は全く減らないんです！」。マーガレットはそう言いました。

私は、夫、友人、同僚との関係を尋ねました。それから、死について繰り返し絶望的な考えが浮かんだりしないかと尋ねました。

「いいえ」。マーガレットは、ほとんどむっとしていました。

私は気が楽になり、安心しました。空の巣症候群*が彼女の落ち込んだ気分の原因だったのです。マーガレットは自分では憂うつだと言いましたが、臨床的な意味でのうつ病ではありませんでした。マーガレットにとって娘がいないことがどんな意味をもつのかを話し合っていくうちに、私は、マーガレットは必然的に適応し、一、二週間で抜け出すだろうと確信しました。

大切なのは、悲哀を、うつ病に伴う悲嘆や喪失感と混同しないことです。悲哀は、怪我や病気、愛する人を失うといった最近の外的な出来事に反応して起こるものです。状況に左右されるものであり、私たちのほとんどが一生に一度や二度は経験します。

例えば、私はスペースシャトル・チャレンジャー号の爆発のことを思い出します。アメリカ人なら誰もがそうだったように、私はこの悲劇的な事故にとても困惑しました。とりわけ、一般人宇宙飛行士として乗り込んだ高校教師の修道女、クリスタ・マカルフィの死に動揺しました。彼女のモットー「私は未来に触れ、私は教える」という言葉に感銘を受けていたのです。私は一週間ずっと悲しみ、ときには泣き、家族の一員を失った人たちに対してと同じように、彼女の家族と一体になっていました。

日が経つにつれ、私たちの命がどれだけ儚いか、自分でコントロールできると思っていても、

*訳注：子どもたちが独立した後に残された母親の抑うつ状態のこと。家庭が空になった巣のようで、人生の目的を失ったように感じられます。

すべては一瞬にして変わってしまうのだという哲学的な思いが大きくなっていきました。私は、あの任務は本当に失敗だったのか、爆発はあったけれどこの勇敢な人たちはそれでも成功したのだろうかと考えました。結局のところ、彼らがコントロールできたのは自ら努力できる範囲内のことで、任務の結果ではありませんでした。私はＮＡＳＡがスペースシャトルの残骸から事故原因を見つけ出し、将来の悲劇を防ぐことを望みました。とにかく私は、宇宙飛行士の死とアメリカの悲しみに、意義と高次の目的を見出そうとしていたのです。

数週間が経ち、私の生活に他の出来事が起こるようになるにつれ、チャレンジャー号と乗組員の運命は私の直近の意識からは消えていき、悲しみも薄れていきました。

同じように、私の患者マーガレットの悲しみは、特定の出来事、つまり娘の独立と母親としての役割をなくしたことに関係がありました。しかし、最終的に彼女は、新たに見出した自由によって、夫との素晴らしい関係や、華やかなキャリアを極めることにエネルギーを向けることができるということに気がつきました。悲しみが薄れていくにつれ、彼女は今ではもう子どもの幸福に日常的に気を配る責任はなくなったため、自ら成し遂げたことに喜びを感じるようになりました。

この章の目的は、気分が落ち込んだり、うつ病になったりした愛する人を手助けするための重要な手段を提供することです。うつ病を、落ち込んだ気分や日常的な悲哀と区別できるように、うつ病の症状を説明していきます。多くの優れた作家たちが、自らのうつ病について書き記し、この病気に苦しむことなく人間の魂に降りかかる挫折を真に理解することはできないと述べています。そのいくつかを後ほど見ていくことにしましょう。

この章では、うつ病のさまざまな要素について説明していきます。あなたは愛する人が経験していることをより理解できるようになり、回復を目指す闘いでのパートナーとなることができるでしょう。そして、もしそれが臨床的なうつ病ではなく、ただの落ち込んだ気分だとしても、その状態も無視すべきではない理由がわかるようになるでしょう。

落ち込んだ気分からうつ病までの連続

マーガレットが感じたような悲しみは、私たちの誰もが感じる正常な感情です。悲哀、失望、喪失感、悲痛、悲嘆、そして、喜び、充実感、達成感、高揚感、これらはごく普通の無数にある感情で、私たちを取り巻く環境に左右されるものです。通常、落ち込んだ気分は他の感情と同じように、そのうちに消えていきます。

けれども、落ち込んだ気分がうつ病になることもあります。いつ、どのように起こるかは、たいてい、どれだけ自らの状況を思い巡らすかによります。反芻とは、どんなに自分が惨めか、あるいはどんなに自分が悲しく感じているかということをめぐり、繰り返し気にし、くよくよ考えることです。

コニーの例は、どのようにして落ち込んだ気分が本格的なうつ病になっていくかを物語っています。コニーは三十歳で、高校の歴史教師でした。彼女は過去五年間の教師生活で、生徒に教科書の範囲を超えて関心を抱かせるという革新的な学習計画を作り、素晴らしい成功を収めました。自らのスキルと教師としての献身で、彼女は大半の生徒や保護者、学校経営者の賞賛を得たのでした。

しかし、私のところに来たとき、コニーは眠れず仕事がはかどらないと言いました。彼女は生徒をどう指導するか考えるのにとても時間をかけていましたが、なぜか計画をまとめることも行動に移すこともできませんでした。そのうえ、生徒のレポートは週を追うごとに彼女の机の上に山積みになっていきました。コニーはレポートの山を仕分け、何週間か週末を使って片づけようとしましたが、どうすることもできませんでした。

常に高い目標を達成してきたコニーは、このようなスランプに慣れていませんでした。そうこうするうちに、彼女は自分を怠け者だと言うようになりました。「どうしたっていうわけ？」。彼女はカウンセリング時にそう言い続けました。「どうして何もやり通すことができないの？」

コニーが話を続けるにつれ、彼女が前の年にいくつかの大きな喪失体験をしたことが明らかとなりました。長く付き合っていた恋人と別れ、指導者として彼女を支えていた校長が別の学校へ転任したのです。この喪失体験が、コニーの落ち込んだ気分と生産性の低下を招いたのでした。

しかし、彼女の反芻、つまり自らの能力、怠慢、全体的な自己価値への内なる問いかけは、彼女をじわじわとうつ病へと追い詰めていきました。科学系ライター、ダニエル・ゴールマンは、著書*で次のように述べています。「憂うつな気分が続くか持ち直すかを決定する大きな要因のひとつは、人がどの程度反芻するかである。気分を沈ませている出来事を気にかけることが、うつ病を悪化させ、長引かせるようである」

コニーの仕事に関する反芻は、彼女の関心を、それまでの人生で経験した感情的苦痛へと向かわせたようでした。もし彼女が治療を受けずにいたら、この反芻と心配はさらに強くなっていたでしょう。毎晩動揺し混乱し、生徒や保護者が自分のことをどう思うだろうかと考えて苦しんでいたはずです。解雇されるのではないかと考えて苦しみ、生産性の低下と集中困難について考え続けていたことでしょう。そして、もしこの反芻が繰り返され、ひどくなっていたら、彼女は単なる落ち込んだ気分から本格的なうつ病になっていたはずです。

明らかに、落ち込んだ気分は、私たちが深刻に考えなければならないものです。うつ病ではあ

*Golman, Daniel. *Emotional Intelligence*. New York: Bantam Books, 1995.（邦訳『ＥＱ：こころの知能指数』講談社）

りませんが、うつ病へと続いていく道の上にあるものです。コニーの場合、否定的な考えを打ち砕くために早めに治療を受けようと決心したことが、ひどく落ち込んだ気分が臨床的なうつ病になることを防いでくれました。

内側から見た臨床的なうつ病

躁うつ病の経験があるジョンズ・ホプキンス大学の精神医学博士、ケイ・レッドフィールド・ジャミソンは、著書*で次のように述べています。「他の人たちは離婚や失業、人との別れを経験したことがあるから、うつ病であることがどんなことかわかると言う。しかし、これらの経験は感情というものを生み出す。だが、うつ病は平坦で、うつろで、耐えられる代物ではないのだ」

愛する人の死に続く悲しみによって、人は弱ってしまうこともあります。嘆き悲しむ人の動作は鈍く見えます。しかし、この嘆きの期間は予想範囲内のことであり、精神的な障害ではありません。もし死別が極端なものだったり長引いたりするものでなければ、孤立と悲しみの期間は、圧倒的な打撃から私たちが回復するのを助けてくれます。（しかし悲しみが数週間、数カ月に及ぶ場合は、うつ病を疑わなくてはなりません）。ケイ・ジャミソンはこう述べています。「悲嘆は幸いなことに、うつ病とはまったく違う。悲しく恐ろしいことだが、希望がないわけではないのだ」

一方、本格的なうつ病は、人の死や失業などの外的な出来事と必ずしも関係するわけではありません。これから見ていくように、遺伝や脳内化学物質のバランスと関係があります。そして、行ったり来たりするものではありません。一週間や二週間で振り切れるような、ひどい気分といったものではないのです。

うつ病の人はその経験を、魂を粉々にするかのような絶望感、落胆であると表現し、まるで自分というものが存在しないようだと言います。見るもの、感じるもの、耐えるものすべてが、暗い雲に陰を落とされ、汚されてしまうのです。私たちにとっては希望と愛らしさの象徴のように見える春の木々や花々が、うつ病の人にとっては衰退と崩壊のイメージを呼び覚まします。実際、彼らは自己嫌悪、容赦ない苦痛の中に溺れているかのように感じ、死ぬことや自殺についてずっと考え続けているかもしれません。

ジャミソンは、うつ病のときの感覚を次のように表現しています。

（うつ病は）疑い、信頼や自尊心の欠如、生活を楽しむことも普通に歩いたり話したりす

---

*Jamison, Kay Redfield. *An Uuquiet Mind: A Memoir of Moods and Madness*. New York: Knopf, 1995.（邦訳『躁うつ病を生きる：わたしはこの残酷で魅惑的な病気を愛せるか？』新曜社）

ることもできないこと、疲弊、昼夜の恐怖によって人間関係をずたずたにしてしまう。……年を重ね、病にかかり、死んでゆくとはどういうことか、心が緩慢になり、寛大さや上品さ、協調が失われるとはどういうことか、醜く、人生に何も可能性を見出せず、セックスを楽しむことも音楽を愛でることも、自分も他人も笑わせることができないとはどういうことなのか、それを教えてくれる経験なのだ。

このような否定的な考えが明けても暮れても居座り続け、その人の生活の隅々に行き渡ります。しかしたいていは、ふさわしい環境を見出すまでじっとしている植物の種のように、長い間、家族や友人、同僚にはわからない状態が続き、誘引となった出来事の結果としてはじめて発現したとみなされるまで、彼らは家族や友人、同僚にもそれを内緒にしているのです。

うつ病の感情の範囲

うつ病はいつも同じように見えるわけではありません。ある程度の幅をもった感情として現れます。うつ病の人は、不安から怒り、引きこもりへと揺れ動き、また元に戻っていきます。私の母のように、あなたの愛する人もひとつのエピソードの中でさまざまな感情を抱いているかもしれません。

人はそれぞれ唯一無二の存在です。あなたも愛する人がさまざまな感情を抱いていることに気づいていることでしょう。例えば、私の母の場合はまず怒りが噴き出しました。たいてい、それは絶望に変わっていきました。休日や誕生日、あるいは何かのお祝いのとき、彼女が不安を感じていることは明らかでした。母は他の人から非難されるのを恐れていました。彼女は自分が健康に見えないこと、身だしなみがきちんとしていないことを気にしていました。

私の患者であったクレアは、朝はどんなに気分が良いかを話してくれました。うつ病が良くなっているという希望と自信を彼女は抱いたものでした。しかし午後四時には、自分がどんどん不安になっていることに気づくのです。不安が増していることへの反芻が、別のうつ病エピソードを引き起こすのでした。

うつ病を隠す

末っ子が大学進学で家を出ていったというカレンも、抑うつを訴えて私のところにやって来ました。話を聞いたところ、彼女の母親が六カ月前に長い闘病の末、肺がんで亡くなったことがわかりました。けれども不眠や性への関心が薄れる（実際、触れられるだけでも彼女にとっては辛いことでした）といったうつ病の症状は、母親の死の一年前からカレンを苦しめていたのでした。息子が進学のために家を出たことが限界だったのです。

この女性は本格的なうつ病でした。彼女は毎朝やっとのことで起き上がり、一日に立ち向かっていました。彼女は死についての考えに押しつぶされそうでした。けれども、世界で最も頼れるはずの夫と妹の二人には自らの苦悩を話していなかったのです。助けを求めるというのは、彼女には無縁なことのようでした。他の多くのうつ病の人と同じように、彼女は沈黙の中で苦しんでいたのです。

なぜ彼らは自らの症状を隠そうとするのでしょうか？　おそらく、ピューリッツァー賞の受賞作家であるウィリアム・スタイロンのように、自分が何に対処しようとしているのかがわかっていないからなのでしょう。*著書でスタイロンは一九九〇年当時のうつ病について記しています。

あるとき、身の周りが異なった色彩を帯びていることに気がついた。夕暮れ時の影はより憂いを帯び、朝は活力が湧かず、森を散策することにも興味を失い、夕方仕事中に一種のパニックと不安が襲ってきた……。私が気分障害になっていることは明らかだった。だが私はそのとき、そのような状態について何も知らなかったのだ。

散歩をすれば、昼寝をすれば、ウイスキーか何か薬を飲めば、症状は「明日には」なくなるだろうと考える人もいます。しかし翌日にはさらにひどくなっているのです。見るからに疲れきっているのに、友人が指摘しても「大丈夫、心配しないで」と答える人もいます。しかしその間、内面では必要以上に自らの状態に疑問を投げかけているのです。ケイ・ジャミソンが説明するように、「怖がり、怯え、自分が自分でないようだが、すぐに元通りになるだろう。でもそうなりそうにないことも知っている」のです。

この否定には自己保存の要素があります。私たちは、目の前に立ちはだかるあらゆる問題に対処する十分な強さをもっていると考えるものです。もし対処できなければ、それは弱さを意味するので、自分がそうできないことを認めようとはしません。しかしうつ病の人は、結局この否定的な考えを断ち切ることができないのです。

スタイロンはこう書いています。「うつ病による恐怖の暗い雨は、身体的な痛みのようなものだ。だが、腕が折れたときのようにはすぐにその痛みを認めることができない。……あるいは、激し

＊Styron, William. *Darkness Visible: A Memoir of Madness*. New York: Random House 1990.（邦訳『見える暗闇：狂気についての回想』新潮社）

く熱せられた部屋に閉じ込められて、ひどく不快に感じるときの絶望と言ったほうが正しいのかもしれない。この大釜では風が吹かず、息苦しい監禁状態から逃れることもできないため、犠牲者が絶えずこのことを忘れようとするのは当然のことなのだ」

明らかに、落ち込んだ気分の症状の中にはうつ病と重なるものがありますが、まったく同じ状態というわけではありません。しばらくして症状がさらにひどくなれば、もはや隠し通せなくなってしまいます。

うつ病はどのように診断されるのか

うつ病は気分/感情障害（mood/affective disorder）のひとつとされています。affectiveとは気持ちや感情のことです。その人の全存在に直接的な影響を及ぼす病気です。感情、思考、身体、行動を変え、崩壊させてしまいます。以下で詳しく見ていきましょう。

◆気　分

前に述べたように、うつ病の人は憂うつな気分に支配されています。普段楽しんでいたことに興味を失ってしまいます。著書で、エリザベス・ワーツェル*はこの状態を「まったくの無気力、かったるい真っ直ぐな道」と表現し、自らの気分を「緩慢」「荒涼とした」という言葉を使って表しています。

うつ病の人は、悶々とし、憂うつで、たいていふさぎ込んでいるように見えます。このような気分は実際の出来事と関係がある場合もない場合もありますが、関係があるとしても、私の患者のカレンのように、通常予想されるよりもバランスが崩れています。つまり、よりしつこく、深刻なのです。

◈思考

うつ病の間は、現在や未来に対する、ひどく否定的で絶望的な考えに支配されます。死や自殺のことばかり考えることもあります。うつ病の人は、孤独で自分を不適格者だと感じ、絶望を抱え、自分には価値がないと思い、ほとんどすべてのことに対して悲観的になってしまいます。そのような考えに苦しむなかでカレンが言ったように、「私はもう何も考えることができない。とても怖くて空しい」のです。

* Wurtzel, Elizabeth. *Prozac Nation: Young and Depressed in America.* New York: Riverhead Books, 1995.（邦訳『私は「うつ依存症」の女：プロザック・コンプレックス』講談社）

また、うつ病の人は集中や焦点を保つこと、思い出すこと、判断を下すことが難しくなります。このため高齢者では、うつ病による錯乱が老衰や痴呆と間違えられることがあります。さらに極端な場合には、思考は脈絡のない、雑然としたものになってしまいます。スタイロンはこの精神状態を、「後に、私の心すべてが支離滅裂な無秩序に支配されてしまった」と表現しています。重いうつ病の場合、幻覚や妄想が起こることもあります。

現実の出来事に対する過度の恐れや不安もうつ病と共に生じます。実際、研究では、うつ病の人の六〇％以上が激しい不安を感じると指摘されています。私の患者であるポーラは、その不安を、深く捕らえて離さないものと表現しました。彼女のあご、口、顔はとてもこわばり緊張していて、一口の水を飲もうとするときも文字通り震えていました。「何もかも不安なんです」。彼女は言いました。「暴走列車みたいなんです。速度を緩めようとしてできることをすべてやってみても、何度も何度も失敗するんです」

◆身　体

うつ病の人は、食生活や睡眠の習慣がめちゃくちゃになってしまいます。ほとんどの人が食欲をなくしますが、病気の結果としていつも以上に食べる人もいれば、あるときはむちゃ食いをし、それ以外はまったく食べられないという人もいます。十五歳のアンディは突然、家族の中で大人として振る舞うことを余儀なくされました。両親が離婚し、父親が出ていった後の夏、体重が十五キロ以上も増えてしまいました。

睡眠や疲労もまた大きな問題です。うつ病の人は早朝目覚めたり、まったく眠れなかったり、いつもより長時間眠ったりすることがあります。眠ったとしても、身体が休まらず、夢も見ず、まどろむ程度だったり、死、破滅、暗闇といったイメージの悪夢を見たりするかもしれません。結果的に、眠っても疲れはとれず、少しも休まりません。極度の疲労はよくあることです。

性への関心がなくなることも、うつ病に伴って起こります。あるいは、性的な親密さを求めることが飽くことのない欲望となり、ひいてはそれが見捨てられることや拒絶への絶え間ない不安につながることもあります。特に身体的な欠点に向けられた自己嫌悪や自己卑下が、うつ病の主題になることもあります。

◆行　動

無気力、仕事をやり通せないこと、読書や勉強が難しくなることなども、すべてうつ病の症状です。息をするたびに深いうめき声が口を衝きます。私の患者であるジョナサンは、カウンセリングのときにこう言いました。「フクロウの鳴き声のような変な音が、自分の体から聞こえてくるのに気がつきました。でも本当は自分が、ものすごいため息をついていたんです」

涙が溢れ出して止まらない人もいますし、「自制心を失う」ギリギリの状態で、ほんの些細なことで泣く人もいます。前かがみになり足を引きずって歩く人もいれば、動揺し神経質になっている人もいます。うつ病の人の中には病気にもかかわらず活動的な人もいますが、着替えや調理、食事、入浴、通勤など、単純な日常的活動ができない人もいます。

残念ながら、これらの症状は影響し合い、互いを強化してしまうようです。ひとつの症状が別の症状を引き起こし、結果的に、治療なしに解決するのはますます困難な負のスパイラルに陥ってしまうことがあるのです。

あなたが愛する人はうつ病なのでしょうか？

うつの連続体の中で、落ち込んだ気分よりも深刻なのが気分変調症です。これは慢性的な軽度の抑うつで、少なくとも二年以上続き、しかし日常的な機能にはそうひどく影響していないものを指します。連続体のもう一方の端にあるものが大うつ病で、この場合は正常に機能することができなくなります。これは生命を脅かす状態であり、大うつ病になると自殺行動が出現しやすくなります。

DSM-Ⅳ-TR*という心理学者が用いる診断マニュアルによると、大うつ病の診断基準は、二週間近くほとんど毎日抑うつ気分が続き、食欲、睡眠、身体活動に変化が起こり、自殺を考える、となっています。以下のチェックリストは、あなたの愛する人がうつ病かどうか、治療を求めるべきかどうかを判断するうえで役に立つでしょう。

- ほとんどいつも悲しんだり惨めな気分でいたりしますか？
- それまで楽しんでいたことへの興味を失っていますか？
- 性への関心を無くしていますか？
- 無表情や無気力に見えますか？
- 普段より、思考、動き、話し方がゆっくりしていますか？
- はっきりした理由がないのに怖がっていますか？　怖がり方が大げさに見えますか？
- 急にとても依存的になりましたか？
- 体のあちこちを移動する、漠然としてはっきりしない痛みを訴えますか？
- 入浴、着替え、食事など、自分の身体的なニーズに応えられていますか？　簡単なことをす

＊*Diagnostic and Statistical Manual of Mental Disorders*（DSM-Ⅳ-TR）（邦訳『DSM-Ⅳ-TR精神疾患の分類と診断の手引』医学書院）

るのに多大の労力を要していますか？
- 発作的に泣き出したり、ほとんどいつも泣き出しそうですか？
- 混乱していて忘れっぽくなっていますか？
- 判断を下すのが難しそうですか？
- 疲れていて動揺しているように見えますか？
- 睡眠がとれていませんか？
- ほとんどいつも疲れているように見えますか？
- 眠っても休んだ感じをもてないでいますか？
- ひどく怒りっぽくなっていますか？
- 空しさや罪悪感を訴えますか？
- 食欲がなくなっていますか？　ダイエットをしていないのに、かなり体重が減っていますか？（一カ月で全体重の五％以上）
- 突然むちゃ食いをしますか？
- 自分には価値がないと言ったり、過度に、不適切なまでに悲観的になったりしますか？
- 集中するのが困難そうに見えますか？
- 死や自殺について繰り返し考えていますか？

- 自殺を計画したり試みたりしたことがありますか？

最初の二項目、およびその他の四つの質問項目、特に最後の質問が当てはまるなら、あなたの愛する人はうつ病の可能性があります。その場合どうするかは、第II部で詳しく見ていきます。

うつ病の原因

残念ながら、うつ病は通常、ひとつの要因に帰することはできませんが、いくつかの素因的な状態の相互関係に起因し、それらは善悪入り乱れた人生上の出来事によって突如本格的なうつ病エピソードに発展する場合があります。この病気の原因を特定することは、鶏が先か卵が先かの問題と同じようなものです。

◆遺　伝

遺伝子がひとつの役割を担う場合もあります。家族にうつ病の人や自殺した人がいる場合、うつ病になる確率は高くなるようです。科学者たちは最近、双極性障害になりやすいことを示す遺伝子マーカーの位置を突き止めました。研究では、一卵性双生児の一人がうつ病である場合、もう一人がうつ病になる確率は七〇％に上ることも示されています。そして現在、特定の遺伝子パターンがうつ病の素因となるのかどうかを確かめるために、ヒトゲノム解析に基づいた数多くの研究が行われています。

三十五歳のケイトはこう言いました。「私だけのことだと思っていました。でも結婚式でデトロイトに帰省したとき、いとこたちが集まって、あのおじさんやあのおばさんが入院したとか離婚したとか自殺を図ったとかって話をしたんです。この帰省の後で、自分のうつ病がどれだけ複雑かってことが本当に理解できました。よくうちの家族はいかれてるって言ってたんですが、**本当のところは**わかっていなかったんです！」

うつ病の人がいる家庭は、環境**それ自体**がうつ病になりやすい状況を生み出している傾向が強いという事実がありますが、この事実の中に、鶏が先か卵が先か、氏か育ちかという難問が横たわっています。想像がつくと思いますが、親がうつ病であれば、家庭生活は順応することが難しくなりますし、ときには耐えがたいものになってしまいます。他に行く場所もなく、罠にかかったような気持ちで打ちひしがれてしまいます。このような状況では、家庭崩壊という結果にいとも簡単に導かれてしまうのです。

◆心理学的要因

孤独や拒絶、見捨てられ感情は、心理学的な傷の原因でもあり目印でもあり、人に抑うつを感じやすくさせるものです。多くの専門家が、成長の初期段階での喪失体験や親の拒絶的な態度が、うつ病になる確率を高める要因だと指摘しています。スタイロンはこの問題の本質を『見える暗闇』（37頁参照）の中でとらえています。

より重大な要因だったのは、私が十三歳のときに母が死んでしまったことだ。この騒動と早期の悲しみ――思春期前後に親、特に母親が死んでいなくなったこと――は、たびたびうつ病に関する文献の中に、ときにはほとんど回復不可能な感情の荒廃に似たトラウマとして表現されている。

スタイロンが述べているように、親を失ったことを十分に悲しむことができない子どもは、「途方もない悲しみだけではなく、怒りや罪悪感、自己破壊の種になり得る耐えがたい重荷を抱え込んでしまう」のです。

スタイロンのこの説得力ある描写は、神経学者が今日、親の死、育児放棄、虐待などの早期の心理学的喪失が脳に与える影響に注目していることと深い関係があります。これら早期のトラウマ的な出来事の間には相互作用が存在し、実際、神経生理学的に脳に変化が起こる——つまり脳の配線が変わってしまうようです。一度そのようなトラウマによるストレスで神経回路が変わってしまうと、続いて起こる喪失体験が——一見して大したことではなさそうなものでも——その人に最初の悲嘆を思い起こさせ、本格的なうつ病エピソードの引き金となってしまいます。ブラウン大学精神医学部のピーター・D・クレイマー臨床准教授は、彼の画期的な著書*で、病気が悪化するにつれ、うつ病エピソードは発症を促すような明らかな出来事とは関係なく引き起こされる、との学説を述べています。

◆環境的なストレッサー

失業、うまくいかない人間関係、退職、自然災害、法律上の問題、家族の死も、うつ病の要因として考えなくてはなりません。体調も環境的なストレッサーになることがあります。ストレスの多い状況に反応して、コルチゾンのようなある種のホルモンが過剰分泌されると、うつ病につながる脳内化学物質の不均衡が生じます。

ジョン・H・グライスト博士とジェームス・W・ジェファーソンが、共著**の中で述べているように、「うつ病もまた、うまくいかない人間関係、仕事上の問題、金銭的なストレスといった、人によってはそれがうつ病を引き起こすのだと思うような、多くの出来事の原因となることがある」ということも心に留めておかなければなりません。

ではなぜ、うつ病になる人がいる一方で、回復力を手に入れ、このようなストレッサーに対応できる人がいるのでしょうか？　おそらく、ストレスに耐える能力が遺伝で決まっているか、ストレスの度合いが鍵ということでしょう。例えば、ケニスは激しい山火事で丘の斜面の家を失った後、落ち込んでしまいました。数週間嘆き悲しんだ後、彼は人生をやり直すことにしました。しかし、その数カ月後に起きた地震で、カフェを閉店せざるを得なくなり、混乱と嘆きはさらにひどくなりました。そして数カ月が過ぎ、もう一度やり直すことが難しくなっている自分に気づき、本格的なうつ病に陥ってしまいました。度重なるストレスは、受け入れるには大きすぎたのです。

慢性的で長期の病も、うつ病につながるストレッサーです。この問題については第9章で掘り下げることにします。

---

*Kramer, Peter D. *Listening Prozac.* New York: Viking, 1993.（邦訳『驚異の脳内薬品：鬱に勝つ「超」特効薬』同朋舎）

**Greist, John H. and Jefferson, James W. *Depression and Its Treatment.* Rev. ed. Washington, D.C.: American Psychiatric Press.（未訳「うつ病とその治療」）

◆脳内化学物質の不均衡

うつ病は遺伝するようですが、これは脳内化学物質の不均衡を起こしやすい遺伝的傾向をもつ人がいるということを示しています。さらに、うつ病は多くの場合、脳内化学を変化させる薬によって回復するということ、そして、はっきりとした理由がなくてもうつ病になる人がいるということは、この病気が脳内化学物質の不均衡に起因する場合があるということを示しています。まさに鶏が先か卵が先かの問題のように、脳内化学物質の不均衡が悲観的な気分やうつ病エピソードの原因なのかははっきりしていませんし、また、うつ病エピソードが神経システムにストレスを与え、脳内の神経伝達物質の分泌や再取り込みを阻害しているのかどうかもはっきりしていません。

そのうえ、パーキンソン病や低血糖症、慢性疲労症候群、糖尿病、腎臓疲労などの身体疾患の症状の中には、抑うつ感が含まれることもあります。

人によっては、多くの薬が関連する場合もあります。

- 避妊薬
- ベータブロッカー、カルシウムチャンネルブロッカーといった心臓や高血圧の薬
- ハルシオン、アチバン等の睡眠薬

- コルチゾン、その他のステロイド
- 抗生物質

アルコールや乱用の恐れがある他の物質も、うつ病を引き起こすことがあります。例えば、中等度のうつ病の人たちは、飲酒後二十分か三十分は気分が良くなるものの、その後うつ病が悪化してしまうでしょう。

女性は月経前症候群によって、うつ病の症状が出たり、抑うつ状態が周期的に悪化したりすることがあります。さらに出産後、ホルモンレベルが急激に低下することで「産後うつ」になることもあります。ほとんどの女性では、この悲しみの期間はすぐに終わってしまいますが、約一〇%は――特に過去にうつ病を経験したことのある人は――産後うつが数週間続き、それが臨床的なうつ病に変わってしまうこともあります。幸い、産後うつになった女性のほとんどに、心理療法や抗うつ薬がよく効きます。

非定型うつ病

非定型うつ病は、すべての「基準」に当てはまるわけではなく、そのため診断が難しいうつ病です。従来の基準通りのうつ病の人とは違って、非定型うつ病の人は人生で良いことがあると元気になったり気分が改善したりします。性行為や食事、その他の娯楽を楽しめることもあります。食欲不振や不眠というよりは、むしろ過食や過眠になります。非定型うつ病の人は、特に拒絶に過敏になるようです。

『私は「うつ依存症」の女』の著者であるエリザベス・ワーツェルは、次のように述べています。「非定型うつ病は、傷を負ったまま歩くようなものである。私のように完全に機能でき、普段通り生活を送れるが、自分のペースで切り抜けながらも、いつも抑うつ的で、ほとんどずっと自殺の考えで頭がいっぱいなのだ」

ワーツェルは、このうつ病は命を脅かすほど重症になり得るが、見せかけの正常さを保つこともできると指摘しています。しかし、もし治療をしなければ、非定型うつ病は時を経るにつれ悪化していきます。ここで危険なのは、この病気に苦しむ人が、生産的でありながらも希望の見えない生活に嫌気がさして自殺してしまいかねないことです。

躁うつ病

躁うつ病、もしくは双極性障害を抱える人は、今まで述べてきたうつ病の憂うつな気分から過度の高揚へと気分が揺れ動きます。最初のうち、躁の現れ方は穏やかです。この段階では、躁うつ病の人は力強さを感じ、活力がみなぎり、刺激的なことに目がくらみ、誘惑的で、はしゃいでいて、意気揚揚として、楽天的で、……要するに、とにかく素晴らしいと感じるのです。しかし、この軽躁病と呼ばれる段階では、人生はコントロールが及ばなくなったかのように、ひどく精力的な活動に支配されてしまいます。友人たちは、「落ち着いて。私にはついていけないわ」と不満を述べるかもしれません。躁エピソードの最中、躁うつ病には以下のような特徴があります。

- とても早口で声も大きく、止まることなく次から次へと話題が変わるが、必ずしも論理的ではない。
- 動作がとても早い。

- 睡眠や食事をまったく摂らない。
- 根拠がないときでも、自信満々で大げさである。
- 最後まで続ける手段もないのに、一度に多くのことを始める。
- 衝動的に高額の買い物をしたり、判断力が低下したまま向こう見ずな運転をしたりする。
- 無分別あるいは異常な性行為に及ぶ。
- 怒りっぽく、苛立ちやすく、興奮気味、移り気、乱暴になり、反対されたときには精神病的になる。

これらの躁エピソードは例外なく、先に説明したような重いうつ病に続いて現れます。双極性障害は、治療を受けないままでも治療中でも、急速交代型躁うつ病という、さらにその人を衰弱させる状態になることもあります。これは一日ごと、ひどければ数時間単位で目まぐるしく気分が変わるのが特徴です。

いつ、うつ病になるのか

成人してからうつ病になるのが一般的ですが、人生のどんなときでもうつ病になることはあります。

◆子どものうつ病

小さな子どもがうつ病になるとはあまり考えられてはいませんが、それがあり得ることを示すますます多くの証拠が挙げられています。精神保健調査からは、小学生の五十人に一人が、治療で効果がありそうなうつ病に苦しんでいることがわかっています。

典型的なうつ病の症状を示す子どもには、以下のような特徴が見られます。

- 人や動物、物に対して攻撃的になる。
- 破壊的なクラス内での行動、あるいは成績の変化。
- かんしゃく。
- 不安。特に親に対する分離不安。
- はっきりした原因のない、体の不調。
- さまざまな学習障害（特に、注意欠陥障害［ＡＤＤ］と関連づけられる衝動性や不注意）。

なかには、友達と遊ぶのを嫌がったり、ずっと悲しそうだったり、話し方や動作が遅かったり、対人的な交流に対して引っ込み思案になる子どももいます。

研究では、うつ病の原因は幼少期に遡り得るということが示されています。実際、今日、うつ病は発達障害――幼少期に始まる――のひとつと考えられているのです。青年期に重いうつ病になった人たちに関する研究では、彼らには幼少期、ある共通する行動的な特徴が見られたことが示されています。うつ病の十代の少年たちは、衝動的、非社交的、攻撃的で、少女たちの場合は、臆病、内気で、自分の行動が受け入れられるものなのかをひどく心配し、内省的です。反抗的な態度や内気さゆえに気づかれない子どもや、自尊心が低く、過度に厳しい自己批判をする子どもも、よりうつ病にかかりやすいと言えます。

うつ病の傾向がある子どもに対して早い段階で治療法を探すことができれば、その子どもが青年期の試練に直面した際に、さらにひどいうつ病エピソードが起こるのを防ぐことができます。

◆青年期のうつ病

数年前、私はUCLAの専門課程で教鞭を執っていました。「怒れる青年期：狼の皮を被った羊」と銘打った講義は、青年期の行動に対する誤った認識と解釈に関するものでした。この講義の準備調査で判明したのは、青年期の怒りのエピソードは典型的なものに見えるが、持続的な怒りは助けを求める叫び声であり、うつ病のサインであるということでした。

青年期のうつ病は、予測可能な十代の行動とまではいかなくとも、「普通」であるとして覆い隠されてしまうことがあります。「あんたがわかってないだけなんだ」といった言葉は、親に対する十代の子どものごく正常な不満に思われます。しかし、そのような不満や行動が極端で破壊的なものになったり、彼らが拳で壁を壊したり、パソコンを壊したり、たびたび交通事故に巻き込まれたり、夜友達と出かけて夜中の二時に飲み過ぎて気を失ったという電話が入ったりするようなら、それはうつ病のサインである可能性があります。

うつ病の十代の子どもたちは、家を出ていきたいという強い願望を訴えることがあります。自分のことをわかってくれる人など誰もいないと思い込んでいるのかもしれません。彼らは落ち着きがなく、気難しく、攻撃的に見えます。不機嫌になって、家族行事に参加するのを嫌がる十代もいます。部屋に閉じこもり、音楽を聴いているのです。学校で問題を抱え、以前は好きだった科目への関心を失ったり、授業をさぼったり、宿題をやり終えることができない子どももいるでしょう。

マリーは、うつ病の十代の娘アンジーのことで私のところへやって来ました。アンジーの書く詩、これはマリーが誇りに思っている才能なのですが、その詩が今では陰気で不吉なものに変わっていました。「あの子はこんな恐ろしいことを考えて詩を書いているんです」。母親は悲嘆に暮れていました。「あの子の心の中でいったい何が起こっているのか、心配なんです」

しかし、本当に反社会的行動を示し、ドラッグやアルコールに走ったり、盗みを働いたり、ストリートギャングの仲間に入ったり、その他の暴力を振るったりして行動化する十代もいます。外見を気にかけなくなる子もいれば（一見、グランジ・ファッションに見えますが）、愛情関係での喪失体験や拒絶に過敏になる子もいます。

それほど極端な形をとらないこれらの行動の多くが、典型的な十代の恐れのサインと考えられてしまうため、うつ病は、子どもが自殺のようなひどく劇的で注目を集めるようなことをするまでは見逃されがちです。したがって、十代の症状に注意を払うことが重要なのです。研究では、うつ病と躁うつ病は、青年期や壮年期初期に初めて現れることが多いということが明らかにされています。

◆老年期のうつ病

老年期のうつ病は、大きく広がりつつある問題です。六十五歳以上の七人に一人がうつ病だと言われています。悲しいことに、そのうちの一〇〜三〇％の人たちだけが治療を求めるのです。

人生のこの時期におけるうつ病の診断は難しいため、これはある意味当然のことかもしれません。老年期のうつ病は、混乱や順応できないこと、記憶喪失、集中困難、無愛想や注意散漫などによって特徴づけられます。高齢者は、無関心に見え、以前は楽しんでいたことを楽しんでいなかったり、個人的な健康法を実践していたりするように見えるかもしれません。

残念ながら、これらの症状は認知症やアルツハイマー病に似ているため、うつ病の高齢者はいともたやすく誤診されてしまいます。定年退職した六十二歳のヘンリーは、仕事がないという新しい状態にすんなりと馴染むことができませんでした。彼は困惑し、内向的になったように見え、長い時間をかけてかろうじて新聞を読むことができるようでした。数カ月後、ヘンリーは物をなくし始め、それを隠したと言っては妻を責めるようになりました。主治医は神経科医と話し合いを重ね、ヘンリーをアルツハイマー病と診断しました。ヘンリーの憂うつな気分はアルツハイマー病の副産物だったのです。

専門家によると、アルツハイマー病とうつ病の違いを見分けるには、「誕生日は何日ですか?」「住所はどちらですか?」といったことを尋ねる質問が役立つそうです。うつ病の人は、その質問に答えるのを馬鹿げていると感じたり、途中で止まったり、忘れてしまったとかわからないと答えたりしますが、アルツハイマー病の人は、誕生日を聞かれたときに住所を言うなど、かなり不適切な答えをします。

さらに、脳の損傷や脳梗塞は、うつ病のような精神医学的な問題を引き起こすことがあります。繰り返しになりますが、行動と気分の本当の原因を特定するには、慎重な分析と診断が欠かせないのです。

◆

この章を読んで、愛する人がうつ病だと確信したら勇気を出してください。その認識こそが、助けを得るための重要な第一歩なのです。情報、事実、実生活の物語は、病気の道筋を辿る始まりなのです。後の章でも触れますが、あなたがいかにして愛する人に情報を提供するかということが、その人が助けを得るうえで不可欠なことなのです。

第3章 愛する人のうつ病があなたに与える衝撃

母が陰うつな時間を過ごしていたとき、私はまるで存在していないかのようでした。気づいてもらえず、目に入らない存在になっていったことを覚えています。誰一人、「どうしたんだ、ミッチは。なんであんなに怒っているんだ？　どうしてこんなに成績が良くないんだ？」とは言いませんでした。誰一人、そう、高校の物理教師だったスコット先生を除いては。彼が私に気づいてくれたことが、どんなにありがたかったことか。

十二年生だったある日の午後、スコット先生は速度と質量についての授業を取りやめ、その時間を誠実さ、信頼、価値観についての話し合いに充てました。彼は数年間、アフリカの平和部隊で教えた経験があり、指導者としてさまざまな経験をしていましたが、今ほど、受け持ちの生徒の一人がこうもあからさまに誠実さを軽視することに出くわしたことがないと言いました。生徒を解散させる前に、彼は立ち上がり、そして恐ろしいことに、私に職員室に来るように言いました。彼があれほど激しく語っていたのが私のことだったというのは、誰の目にも明らかでした。私は困惑しました。

私がしたことですか？　数日間学校を休んだ後の追試で、うかつにも試験用紙に挟み込んでしまったカンニングペーパーを、スコット先生に見つけられてしまったのです。もちろん、スコット先生は私の「病気」が母の問題によるものだとは知りませんでした。そして、私が自分のすべきことに集中できないことを知りませんでしたし、物理学で身に付けなければならないことに三角法で理解できていないことを適用できるわけもないということを知りませんでした。やけくそになって、私はスコット先生がわざわざ私のためだけに新しい試験を作ったりしないように願いながらも、友達に問題を出してくれるよう頼んだり、その答えを復習したりしたのでした。そのときは、それ以外にどうすることもできなかったのです。

先生が私のカンニングの証拠を突きつけたとき、私は震え出しました。こんなことは初めてでした。それまで私は完全に信頼されていましたが、その時には不出来な生徒になっていました。

スコット先生は、私が九年生のときから物理学の授業に出ている一生徒として私を知っていました。できるだけ私を反省させようと、私をどうすべきか考えている間、先生は小言を言っていました。そしてまるで考え直したかのように、先生は、「ミッチ、いったい最近何があったんだい？」と言いました。そして私の返事を待つ間、彼はじっと私を見つめていました。

私は泣き出しました。最上級生のフットボール選手が卒業式で泣くような感じで、唇は震え、目は腫れ上がり、真っ赤になりました。私はスコット先生の言葉を振り払おうとしましたが、彼の言葉は私の心の中に沁み込んでいきました。「最近何があったんだい？」。何があったのか……。私自身にとってさえ、家の中のことは自分の不適切な行動と無関係のように思われました。二つのことが関連しているとか、母の病気が与えている衝撃によって自分がやけくそになっているなどとは、考えてもみなかったのです。

私はまごつき、困り果ててしまいました。首尾一貫した答えを見つけられず、ただ呟くだけでした。「ごめんなさい。もうこんなことは二度としません」

ともかく、この騒ぎの中で、スコット先生は私にもう一度チャンスを与えてくれたのでした。先生は私を哀れに思ったのでしょう。しかし、窮地を脱したものの、皆の記憶からこの出来事が薄れていった後も、わたしはずっとこのことを恥じていました。

皮肉なことですが、何年も経ってから、スコット先生は私のお気に入りの先生になりました。結局、誰かが私に目を向けてくれたのです――起こったことを本気で受け止め、情熱をもって話しかけてくれたのです。そのとき、それがカンニングをした結果で……自分の気持ちを犠牲にした結果であったということは問題ではありませんでした。

その頃のことを思い出すと、自分が誠実さと引き換えに、ただ生き延びようとしていたのだと理解できます。今、私はその頃の記憶とそれがよみがえる可能性を食い止めつつ、しっかりと誠実さを手にしています。誠実さを失えば、魂が引き裂かれます。陸地へと導く羅針盤や地図を持たずに、荒れた海で漂うようなものなのです。

その頃を思い返してみると、自分が必要としていたのは安全な港だったということが何となくわかります。やっとのことで流れ着き、安心して楽になれる場所。何も言う必要はないけれど理解してもらえる場所。私には見つけられなかった場所です。

実際、ひどい悲しみが入り混じった母の金切り声を毎晩聞きながら、私はひとつの魂がどれだけ他者の苦しみを吸収するのかということを理解し、そしてそれは私の心を壊していったのでした。

直面する負担

成長してから、スコット先生との出会いは私の中で特別なものとなりました。それまで私は、母の病気の結果として私の内部で起こった大きな変化にまったく気づいていませんでした。当たり前のことができないこと、罪悪感や羞恥心によって無意識的に人目を避けようとすること、ただうまくやり過ごすために誠実さを曲げようとすること、孤独感、絶望、怒りといったことです。後に心理学者として私は、カンニングのメモを残しておいたのは助けを求める無意識の叫びだったのだろうかと考えました。おそらくそうだったのかもしれません。

あなた自身も、同じように影響されていることに気づいていることでしょう。うつ病はこの病気をもつ本人にひどい打撃を与えますが、あなた自身にも強烈な打撃を与えるのです。そしてそれは、医療システムが大きく変化して、治療や入院が制限されたり短縮されたりすることによって家族の介護責任が増大している今日、特に当てはまることなのです。

多くの科学的研究で、うつ病の人の家族や友人が抱える負担についての調査がなされていますが、そこで明らかになることは一致しています。すなわち、あなたが愛する人のうつ病は、あなた自身の仕事生活、経済状況、感情、本人との関係、人生をコントロールできているという感覚に影響を及ぼします。汚名を着せられ、孤独になったように感じ、不安のレベルが高まるのです。

そのような研究の著者でもある、ピッツバーグ大学医学部のミリアム・ジェイコブとその同僚たちは、うつ病を再発した三十七歳の女性の夫の言葉を引用しています。

いつもビクビクしながら行動しているような気がします。でも、どんなに慎重に振る舞っても、うまくいかないのです……。「こんな人は知らない」とよく思ったものです。常に自分が与える側で、でも、支えや安らぎが得られないと、希望が失われますよね……。結局、自分が失敗したためにうまくいかなかったのだと思ってしまうのです。

妻の症状に対するこの男性の反応はとてもよく知られているものです。このような引きこもりと思いやりによる疲弊は、理解の限界に達しているのであり、危険です。うつ病の愛する人と関わる際に経験する負担と心痛の度合いは、その人に対してあなたが提供するサポートや受容に影響を及ぼすでしょう。あなたが自分で表現していない気持ちや懸念を意識的に自覚すればするほど、それはあなた方両方にとって助けとなります。

介護者のために作られた多くの質問票から集められた以下の質問は、愛する人のうつ病があなたに与える衝撃を自覚できるようにするためのものです。これを理解することが、あなた自身と愛する人を助けるための方法を見つける第一歩です。

● うつ病に対処するために、（仕事のスケジュールを変更するとか社会活動を減らすなど）生活の中で何か調整しなければならないことはありましたか？　もしそうなら、どんなことを変更しましたか？

- 食事時間や就寝時間などの家の日課で、何か混乱が起きましたか？
- 病気が原因で、経済的な損失はありましたか？
- 愛する人がうつ病だと知ったとき、どう感じましたか？　悲しかったですか？　恐ろしかったですか？　混乱しましたか？　罪悪感をもちましたか？　面食らいましたか？　ほっとしましたか？
- 今はどのように感じていますか？
- うつ病を発症してから、愛する人は別人のようになったと思いますか？
- 今、愛する人の前では以前と違うように振る舞っていますか？「ビクビク」していますか？
- もし愛する人が双極性障害なら、躁状態はどのように現れますか？　それはどんな影響をあなたに及ぼしていますか？
- あなたがどう感じているかに気づいている人はいますか？
- 愛する人との間でうつ病が摩擦を引き起こしましたか？　もしそうなら、どのようにですか？
- うつ病のせいで、他の家族の面倒を見ることができていないと感じますか？
- あなたの人生が全くコントロール不能になっているように感じますか？
- 身動きがとれないとか、憤りを感じることはありますか？

- 仕事の能率に影響が出てはいませんか？
- あなたの同僚が、「最近あなたらしくないわね」などと言ったりしますか？
- 周りの人はあなたの問題を過小評価しますか？
- 愛する人があなたに依存するようになっていることに腹が立っていますか？
- 自分の行動が状況を悪化させているのではないかと不安になりますか？
- 将来のことがひどく気がかりですか？
- 怒りを覚えていますか？
- 自分自身の活動に集中するのが困難ですか？
- ときどき、この問題から逃げてしまえればよいのにと思うことがありますか？
- ときどき、絶望的になり、落ち込みますか？

もしこの質問票をチェックした後、愛する人のうつ病が驚くほど自分の生活に影響を与えているのだということがわかったら、あなたと同じような状況にいるほとんどの人たちが同じ問題に直面しているのだと思って安心してください。愛する人がうつ病なら、あなたが何らかの不安や困難を経験するのは当たり前のことですし、予測できることなのです。本書の第Ⅱ部では、うつ病があなたの生活にもたらす衝撃にどのように対処すればよいかについて、さまざまな提案をしていきます。

まずは、予備的な質問票への回答は心に留めておいて、質問が挙げていた困難な問題について詳しく見ていきましょう。

◆仕事や経済状況に及ぼす影響

愛する人のうつ病がもたらす現実的な影響としてわかりやすいのは、——特にあなたがパートナーや親であるなら——経済的な問題と言えるでしょう。とりわけ、愛する人が保険に未加入であるとか十分な保険に入っていなければ、入院費や心理療法、薬代は莫大なものとなります。

うつ病の人が一家の大黒柱だったけれども、もはやしっかり働けない状態であったり、その人の病気が定期的な監督を必要とするものであったりすれば（またはその両方！）、経済的に困難な事態に陥るでしょう。

うつ病の人、特に躁うつ病の人のほとんどは、お金の使い方がまずく、躁状態のときに羽振りよく使ったり、衝動買いをしたりして、家計に大きな借金を残します。

私には、姉が二十五年ほど前の二十代の頃に双極性障害と診断された、家族ぐるみの付き合いをしている友人がいるのですが、彼女は、どれほど病気が親の経済状況に打撃を与えたかを話してくれました。「うちの両親は、姉を救おうとして貯蓄を使い果たしたのよ」。ミミはそう言いました。「最初、両親はリサを豪華な私立病院へ入れたの。そこは、コネチカットのリッチな地主階級の、アルコール依存の息子や娘たちを引き受けているところだったわ。主治医はリサにリチウムを投与して、それで彼女は朦朧としていたわ……。四週間で八千ドルの請求が来た後、両親はリサを家に連れ帰った。リサは良くなっているように見えたけど、その後リチウムの副作用が出て、そして二度とそれを飲まなくなったわ……」

「いつも両親は、別の精神科医、別の薬、つまり、姉のひどい苦しみを和らげてくれる別の何かを探していたわ……。それは何年もの間、何度も何度も繰り返された――すてきな施設、新しいセラピスト、新しい薬を求めてね。ほとんどの人が定年を楽しみにする時期、仕事に追われる生活を終えて、当然得られるべき休息を迎える時期になっても、父はリサの薬代を払うために働き続けていたわ」

悲しいことに、ミミの話は例外的なものではありません。第11章では、医療システムについて紹介し、この種の負担を軽減するための戦略について論じたいと思います。今のところは、経済的な負担があなたと愛する人に深く影響することを覚えておくことが大切です。

◆あなたの感情に及ぼす影響

研究者たちは、愛する人のうつ病がとても多くの感情を引き起こすと考えています。それには、以下のものが含まれます。

- 恐れや不安、心配
- 失望や怒り
- 嘆き
- 負担や押しつぶされそうな感じ
- 羞恥心
- 罪悪感
- 困惑
- 憤慨
- 狼狽
- 身動きできない感じ
- なおざりにされている感じ
- 絶望や落胆
- 抑うつ

愛する人がうつ病になると、常に確信のなさが付きまとい、その人がいつ回復するのか、いつ再発するのかがまったくわかりません。生活がめちゃくちゃになり、おそらく永遠に正常な軌道から外れてしまったことに深い敗北感を抱き、嘆きや怒りすら感じるのです。

ノースカロライナ州グリーンビルにあるイーストカロライナ大学看護学部、精神看護学教授のジョジーン・アークスの研究によると、精神疾患をもつ成人した子どもの親は、怒りと失望が入り混じった「慢性的な悲しみ」と共に生活していることが示されています。

アークスは発表した論文*で次のように述べています。「注目すべき重要な点は、精神疾患をもつ成人した子どもの親の慢性的な悲しみの中に、怒りの感情が染み込んでくることである。……精神疾患を抱える子どもの親であるために、いつ終わるとも知れない介護を引き受けなければならないことが、慢性的な悲しみの主な引き金である。……親たちは、ときに押しつぶされそうになるほどの、子どもに対する終わりのない責任感を訴える」

どんなものであれ、自分の気持ちを表現することがとても大切です。研究では、自分の感情を抑えつけたり我慢したりすることは、自分にとっても愛する人にとっても、感情を認めることよりもずっと危険だと指摘されています。自分の気持ちをため込むことは、心臓病やがん、免疫反応の障害、胃腸病、ストレス性の頭痛などのより大きなリスクをもたらすのです。

それとは逆に、経験した精神的トラウマや、愛する人が置かれている状況に対しての自分の反応を書いたり話したりすることは、心身の健康を高めることになります。第４章では、愛する人のうつ病がもたらす感情的な打撃への適切な対処法をいくつか見ていくことにします。

◆相手との関係に及ぼす影響

うつ病は、あなたと愛する人との関係に大きな緊張をもたらします。この病気自体が人間関係を難しくしてしまうのです。

うつ病の再発と、それが家族にもたらす負担や家族の態度に与える影響についての研究で、ミリアム・ジェイコブらは、うつ病の人と同居している家族は、別居している人と比べて症状に対処するのが困難であることを明らかにしました。どのような生活スタイルであっても、家族全員が、愛する人が訴える無価値感、至らなさ、低い自尊心にうろたえてしまうのです。通常の活動に対する無感動や無関心もまた家族を悲しませ、それは、うつ病の人の絶え間ない反芻や懸念、憂うつな気分が与える影響と同じです。

＊Eakes, Georgene G. "Chronic Sorrow: The Lived Experience of Parents of Chronically Mentally Ill Individuals. *Archives of Psychiatric Nursing* 9(1995): 77-84.（「精神看護アーカイブス」）

◆配偶者の場合

もしうつ病になったのが配偶者や大切な人であれば、この病気は二人の関係に障害をもたらすでしょう。新たな歓迎されざる依存状態、コミュニケーションの破綻、緊張や憤りによって、二人のやりとりが特徴づけられるかもしれません。

私が相談を受けたスティーブとアンドレアのカップルは、混乱と感情のもつれで身動きがとれなくなっていました。アンドレアは何度かうつ病を繰り返していました。彼女は拒絶にとりわけ敏感で、少しでも冷たくされたと感じると、怒りで反応していました。スティーブとしても、アンドレアの不安定さに怒りを感じていました。「彼女は差し伸べられた救いの手に噛みつくんです」。彼はそうこぼしました。しかし、二人の問題はそこで終わりではありませんでした。

帰宅したアンドレアが横暴な上司の文句を言ったときに、スティーブは自分もまた批判的な上司と付き合うのが難しいことを話して、妻を落ち着かせようとしました。「あなたはいつも話を自分のことにもっていくんだわ！」。アンドレアは叫びました。「私がどうなってもいいっていうことね！」

これを聞いたスティーブは、助けようとしたのに拒まれ、責められたように感じ、傷つきました。スティーブからしてみれば、彼は自分が唯一知っている方法でアンドレアを助けようとしただけなのです。腹立たしげに彼は反撃に出ました。「僕が君のことを気にかけていないだなんて、いったいどういうこと？　なんだって僕が君に話そうとするのを邪魔するんだ？　まったく理解できないよ」。こうして言い争いが続くのでした。

このように反撃し合うことで、二人は共に、怒り、落ち込み、孤独を感じ、誤解され、拒絶されたように感じてしまいます。二人は互いに今の不幸な状況を相手のせいにします。しばらく経っても、どちらが問題だったのか、何が問題の原因だったのかがわからないままです。私たちは、限界を設け、気持ちを結婚当初のもっと安定していた状態に戻せるよう努力しなければなりませんでした。

うつ病は二人の関係を引き裂くだけでなく、配偶者が、家族の一員としての役割——働きに出ること、子どもの世話、家事、食事の支度、家計管理など——を果たすのを妨げます。親密さや性行為が必然的になくなるかもしれませんし、あるいは、相手がとても依存的になったり、息苦しいまでに親密さを求めたりするようになるかもしれません。以前は二人で行っていた家の行事も、突然あなた一人の肩にのしかかってきます。仲睦まじさはなくなり、会話が失われるかもしれません。家族生活にこのように混乱が起こることで、怒りや緊張感が生じてしまうでしょう。

想像がつくと思いますが、この種の衝突が、うつ病エピソードを長引かせたり、新たなエピソードを生じさせたりする原因にもなるのです。

◆子どもの場合

前述したように、子どもがうつ病になると、その親子関係は悲しみと怒りに特徴づけられたものになります。精神疾患はたいてい思春期、つまり、親子が自然と距離を置き始める時期に初めて発症するのですが、この年代でのうつ病は正常な発達段階を中断させてしまいます。否応なく、うつ病になった十代の子どもは、自分が家庭内の緊張感を高める、より依存的な立場に逆戻りしたことに気づきます。

私の友人であるミミの両親のように、うつ病の子どもの世話と監督は、親の老後の問題ともなってきます。親たちは我が子が二度と回復しないのか、この先ずっと世話が必要なのかと不安になります。どの治療法が効果があるのかと悩みます。研究では、うつ病の子どもをもつ親に一般的に見られる二つの懸念が明らかにされています。

- 罪悪感：自分がしたことの何が、この恐ろしい病気を引き起こしたのだろうか。
- 長期にわたる介護：私たちが死んだら、誰がこの子の面倒を見てくれるのだろうか。

親というものは、我が子がどの年齢や立場にあろうと、子育てを大きな希望が詰まった一生涯の仕事と見なすものです。精神疾患や慢性的なうつ病は、親たちにこの「仕事を失った」と感じさせてしまいます。親は、我が子が人生で成功するか、学校を卒業できるか、仕事に就いて自立できるか、自分の家庭をもてるのかと気にします。我が子はもう大丈夫だと確信できるサインを探そうとします。これは否認のようにも思えますが、かつての我が子の状態に戻ってほしいという願望から生じているものなのです。

うつ病になった子どもの親は、将来どうなるのかと心配したり、私の患者のように、うつ病の息子のことに触れて、「私たちに未来はあるのでしょうか」と悲しげに尋ねたりするのです。

◆兄弟姉妹の場合

もし兄弟姉妹がうつ病なら、この病気が自分にも襲いかかるのではないかと不安になったり、逆に、自分がそうでないことに罪悪感を覚えたりすることがあります。ドンは、双極性障害の妹の世話を両親が高齢になってできなくなったとき、自分がそれを引き受けることに不安を感じ、腹を立てました。なかには、両親が他界したとき、兄弟姉妹の病気の矛先が完全に自分に向くと考える人もいます。

家族の関心とお金のほとんどが病気の兄弟姉妹に流れていくように感じたり、他の家族と同じように、兄弟姉妹の行動や態度によって不自由な思いをさせられていると感じたりすることもあるでしょう。さらには、自分自身の身体に症状――頭痛や胃の不調――が出たりするかもしれませんし、あるいは、不満を訴えて親に今まで以上に負担をかけてはいけないと思ったりするかもしれません。

◆親の場合

母親か父親、あるいは両親がうつ病の場合、幼い子どもたちは深刻な健康と行動上の問題に苦しみます。エール大学医学部のマリナ・M・ウェイスマンとカレン・ジョン、および精神医学科・疫学科の研究グループが行った調査によれば、そのような子どもは、うつ病、不安障害、そして、その他、学習障害や行動上の問題、事故になりやすい行動などの問題のリスクが高まり、また、入院率も高まるとのことです。そして、うつ病の親をもつ子どもは、そうでない子どもと比べて、自殺を試みるような行動を起こしやすいということです。

この調査を読んでいるとき、私は突然、読むのを中断しました。例の物理のカンニング事件と同じ時期、高校最終学年の十月から大学一年の間に、四回もの自動車事故を起こしたことを思い出したのです。今は、少なくともその事故の原因の一部分は、母の病気のことで気が散っていたことにあるということがわかります。しかし、当時は自分自身を責めていました。

他の研究者たちは、うつ病の母親と感情の交流ができなかったり、母親が苛立ちやすかったりすると、子どもは苦痛を抱え、精神的に不安定になってしまうと指摘しています。このような子どもたちは、自尊心がかなり低くなってしまうかもしれません。彼らは、発達を促す知的、身体的、社会的活動に従事するエネルギーを欠いてしまうかもしれないのです。また、『驚異の脳内薬品』（49頁参照）でピーター・D・クレイマーが明らかにしたように、うつ病の母親をもつ子どもは母親の感情にとても同調するようになり、微妙なニュアンスや変化を注意深く観察します。「大人になっても、このような子どもたちの中には、強迫的に相手を喜ばせなければならないと考え、どんな犠牲を払ってでも、友人（あるいはセラピスト）が気に入るように振る舞うコツを心得ているように思われる人もいる」。そう彼は記しています。

加えて、子どもは、親の病気の責任はいくらか自分にあると考え、罪悪感を抱くかもしれません。うつ病の親の行動が、この罪悪感を強めてしまうこともあります。私の患者であったキムは、父親が気難しくなっているときどれだけ激しく罵るかを話してくれました。「父は、正しくないことはすべて全面的に私のせいにして、がなり立てたものです」。キムはそう言いました。「台所の汚れや散らかっている私の部屋も、私が悪い子である証拠だと言っていたんです。父を落ち着かせ、私の罪を軽くしようとして、必死になって片づけたのを覚えています。でも、それは何の役にも立ちませんでした」

もちろん、うつ病の親をもつ大人も、この病気の打撃を受けます。母がうつ病エピソードになっていたときはいつも――それは母の生涯を通じてかなり頻繁に起こり続けましたが――、私は自分の人生から気を逸らされていたことを思い出します。十代のときに抱いていた考えが、大人としての私の生活の中にも入り込んでいたのです。しかし、当時の私には大きな責任がありました。家庭があり、仕事があり、教鞭を執っていました。私は母の世話にどこまで責任を負うのか、その限界を定める方法を見つけなければなりませんでした。私にとって、それは死活問題だったのです。

うつ病の親をもつ成長した子どもであるなら、あなたは境界と自律という問題に取り組まなければなりません。どれだけ関わることができるでしょうか。どの程度まで、親の生活をコントロールすべきなのでしょうか。

クラウディアは、夫の突然の死で重いうつ病になった年老いた母親のマーサと、数カ月間格闘していました。マーサはさまざまな薬や心理療法を試しましたが、彼女のうつ病はとても難しいケースで、何ひとつ効き目がありませんでした。一年近く治療が続いた後、ついにクラウディアはパートタイムの仕事を辞め、自分で面倒を見るためにマーサを家に呼び寄せました。数カ月もの間、クラウディアは献身的に母親に尽くしましたが、それでも効果は微々たるものでした。

クラウディアにはもはやそのような生活を続けることはできませんでした。母親の主治医と話し合った後、ついにクラウディアは入院が唯一の答えだと判断しました。電気けいれん療法を何度か繰り返した後（第8章参照）、マーサは絶望から立ち直り、再び生活を楽しめるようになりました。クラウディアは自分が限界に達したことに気づき、そして母親の命を救ったのです。うつ病の親を介護する際には、責任を分担するために、友人や他の家族と話し合うことも役に立ちます。

◈友人の場合

友人が落ち込んでいたり、重いうつ病であったりすれば、自分が無力で部外者であるかのように感じてしまいます。あなたはもっと関わりたいと願いますが、でしゃばりすぎではないかと不安にもなるかもしれません。あるいは、友人があなたにうつ病のことを打ち明けていても、家族には何も言っていないことに気づいたりするかもしれません。

特に、友人が自殺するのではないかと不安になっているときには、そのような秘密を胸に秘めておくのは辛いことです。このような場合には、友人の家族や他の友人たちにも注意を促しておくことが賢明と言えるでしょう。できるだけ多くの人に関わってもらいましょう。

◈コントロールできないこと

慢性的な病気になったとき、ほとんどの人たちやその家族は、自分の人生がコントロール不能になったかのように感じます。元米国大統領夫人ロザリン・カーターは、「自分の人生の方向が、あなたを必要とする人の病気によって気紛れに振り回されているように感じていることでしょう。それは本当に恐ろしいことです」と著書の中で述べています。[*]

愛する人がうつ病になったときも状況は同じです。日々の、毎週の、一年を通しての計画を立てるのも大変になります。どんなときでも、とても多くのことが愛する人の状態に左右されてしまうのです。

興味深いことに、研究では、コントロールできているという感覚が強いほど、愛する人の病気のことで負担を感じることが少ないということが明らかになっています。第4章では、この大変なときに自分の生活をより管理できていると感じられる方法について見ていくことにします。

◆汚名（スティグマ）

残念なことに、うつ病や双極性障害などの精神疾患には、いまだに汚名（スティグマ）――とても否定的な見方――が付きまとっています。最近の全国精神障害者同盟（National Alliance for the Mentally Ill：NAMI）の調査では、以下のことが明らかになっています。

- 回答者の七一％が、精神疾患は感情的な弱さが原因だと考えている。
- 六五％が、間違った育児に責任があり、三五％が、罪深い行動に原因があると考えている。

◉一〇%だけが、重い精神疾患には生物学的な基盤があり、脳が関係していることを知っている。

残念ながら、調査では、介護者が精神疾患を恥ずべきものと考えれば、それだけ彼らが感じる負担も増すことが明らかになっています。この汚名は、他の人が上辺はうつ病の人の役に立とうというそぶりを見せながら、愛する人の問題のことであなたを責めるときにひどくなっていきます。ジャニスという患者は、ひどい思いをしたパーティーのことを話してくれました。ジャニスが会話に加わろうとキッチンに入った途端、そこにいっぱいいた人たち全員が黙り込んだのです。後になって彼女は、彼らが彼女の抱える問題について話し合っていたことを知りました。しかしそれは、彼女がうつ病の夫の世話で抱えている問題のことではなく、彼女には身に覚えのないことや、さらに悪いことには、いかに彼女が夫に悪影響を及ぼしているか、といった話だったのです。「あの人たちが私の友達だなんて信じられないわ」。ジャニスは悲痛な声を上げました。「どうしてああやって決めつけるのかしら？　なんて無神経なの？　あの人たちは、主治医との面接も、セカンドオピニオンも、病院への緊急電話についても知らないでしょう？　減ってしまった収入を埋め合わせて、莫大な治療費を払うために、私が残業したり週末に働いたりしているのを見て

＊Carter, Rosalynn, with Golant, Susan K. *Helping Yourself Help Others: A Book for Caregivers.* New York: Times Books, 1996.（未訳「自分を助けることが他人を助ける」）

もいないでしょう?」

その他の現象としては、気まずくなるのを避けようとして、うつ病になった人のことをあなたに尋ねようとしない人もいるでしょう。まるでその人がいないかのように振る舞ったり、あなたが病気のことやその影響について話すのをやめさせようとしたりするかもしれません。また、愛する人の「おかしな」状態を茶化して、無神経なことを言ったりするかもしれません。

このような反応が合わさって、あなたは責められているように感じたり、恥ずかしくなったり、さらに孤立していくように感じたりするのです。

おそらく、私が物理の先生になぜ自分が無様な状態になっているのかを話したくなかったのは、その根本に、家族の中で拾い集めてきた汚名と秘密の隠匿という言葉にならないメッセージが込められていたのだろうと思います。たぶん、そのときの私はあまりに困惑していて、母の状態について話すことなどできなかったのです。

◆孤　立

あなたは今の自分の状況を孤立無援だと感じているかもしれません。ジャニスの場合ように、もし友人や他の家族があなたの対応の仕方を批判していたら、もし彼らがあなたにとって意義のあるやり方で手を貸そうとしなかったり嫌々手助けをしていたら、もし彼らが状況を悪化させるだけにしか見えないとしたら、また、もし彼らがあなたや愛する人に目を向けようとしなかったり望んでもいないことや間違ったアドバイスを押しつけたりしていたら、あなたは問題の中で孤立しているように感じてしまいます。

友人たちは、どうすればよいかも、どう振る舞ったらよいのかもわかりません。もし同じ家に一緒に住んでいたら困ってしまい、うつ病の人、そしてあなたからも遠ざかろうとするかもしれません。あるいは、あなたは、愛する人が自分がいないときに何をするかわからないので、一人にしておくことを恐れ、自分の社会的なネットワークから遠ざかってしまうかもしれません。また、あなたは誰も完全にはあなたが経験していることを理解できないだろうと思い込むかもしれません。

もしうつ病になったのが配偶者や、あなたがその人との関係を楽しんでいた相手なら、あなたはその人との付き合い――共に笑い、楽しんできた関係――を失います。というのは、その人は極端に引きこもることになるからです。

さらに、ロザリン・カーターが著書（83頁参照）で指摘したように、「介護者は、自分が孤立していて、誰一人話しかけたり助けたりしてくれない『第二の場所』にいることに気づいたとき、身動きがとれないように感じ、文字通り家に閉じこもってしまいます。この種の感情は激しい怒りや抑うつを引き起こし、これによってさらに友人や家族から遠ざかってしまうのです」

望まざる孤立は、私たちの生活にも非常に大きなストレスをもたらします。第4章では、うつ病の結果としてのこの困難な状況への対処法を見ていくことにします。

◆不　安

例えば、経済的な見通し、あなたの感情、二人の関係、コントロールできているという感覚、汚名を着せられた感じ、孤立感など、愛する人のうつ病がそれらに与える打撃のことを考えれば、あなたの不安が増してきたとしても、なんの不思議もありません。予測できない病気の経過に加え、うつ病はあなたにとって途方もないストレスを与えるものであることがわかるでしょう。

打撃に影響を与え、軽減させる要因

この章の冒頭で述べたように、うつ病になった愛する人と関わる際に経験する負担や苦痛の度合いは、あなたがその人に提供するサポートや受容の度合いに影響を与えます。これが、どんな方法であろうと、愛する人のうつ病による打撃を軽減することが、すべての人にとって重要な理由なのです。

あなたが感じている苦痛を和らげる要因があることを知ってください。例えば、以下のようなものがあります。

- 現在進行中の愛する人との関係
- 他の家族、ネットワークや自助グループ、コミュニティ、あるいは精神医療のスタッフからのサポート
- あなた自身の対処戦略
- 病気の経過に関する情報
- あなたの生活をもっと楽しくするライフイベント

さあ、これから、愛する人の病気への対処に役立つ数多くのステップへと進んでいくことにしましょう。

第II部　何をすればよいのか

第4章 強い味方というあなたの役割

長年、私はカリフォルニア州サンタ・モニカのウェルネス・コミュニティで、がん患者とその家族のためのセラピーグループの手伝いをしてきました。ウェルネス・コミュニティは、がん患者と彼らを愛する人々に無料の支援や教育、そして希望を提供してきた国際的な非営利組織です。

家族グループでの話し合いはしばしば、家族が介護の重荷に押しつぶされることなく、いかに愛する人が回復を目指してがんと闘うのを助けていけるかという話題に集中しました。がんの夫をもつ五十五歳のシルヴィアは、いかにして彼女の言う「強い味方」になろうとしているかを話してくれました。

「週に一度、友人とランチに出かけることにしているの」。シルヴィアは打ち明けました。「そして、毎週金曜日は必ず孫娘に会っているわ。大学院に通う息子のところにもできるだけ行くようにしている。そうやって出かけてから家に戻ってくると、リフレッシュして元気を取り戻した気分になるの。すると私は、夫のビルに安らぎとサポートを提供することができる。ビルが望むなら、私は彼を抱きしめるだけで幸せになれるわ」

もちろん、ウェルネス・コミュニティのピアサポートグループに参加し、同じ立場の人たちと共にいたことが、シルヴィアにとって強さと元気回復の源になりました。

私はシルヴィアの戦略が、うつ病の人の介護者および友人としてのあなたの役割にも有効であると思います。自分を大切にしなければ、あなたは愛する人の面倒を見るときに最大の力を発揮することはできないでしょう。実際私は、愛する人の病気のために自分自身にとって必要なことをせず、自分を大事にしなかった人たちが結局思いやることに疲れ、燃え尽きてしまう姿を見てきました。そして、このような状況によって、愛する人が自分の病気に対処するのを手助けするあなたの最善の努力も無に帰してしまうことになるのです。

燃え尽き

燃え尽き、また共感疲労とも呼ばれているものは、忍耐力や対処能力が限界に達してしまったように感じることを指します。ロザリン・カーターは著書（83頁参照）で、燃え尽きは感情的なジレンマ（無力感、罪悪感、自分の努力を誰も認めてくれないと考えることなど）や、家族の諍い、孤立が組み合わさった結果だと説明しています。「加えて、あまりにも多くのことが一人の人の強さ、資源、時間、エネルギーにかかってくることによって、切迫感や緊張が生じます。多くの介護者がこの徹底的な消耗感を味わうのも無理はありません」

残念ながら、愛する人が身体疾患であれ精神疾患であれ、介護者に燃え尽きが生じるのはよく知られていることです。ロザリン・カーター研究所が行った、ジョージア州南西部の一七五家族の介護者を対象に行った調査からは、調査対象の半数の人たちが燃え尽きで苦しんでいるように感じており、八五％の人が一日の終わりに「へとへとになる」と訴えていることが明らかになりました。

臨床心理士で、燃え尽きに関する専門家であるハーバード・J・フロイデンバーガー博士によると、以下のような身体症状が現れているときには燃え尽きの状態にあることがわかるとのことです。

- 頭痛
- 不眠症
- 腰痛
- 倦怠感
- 長引く風邪
- 胃腸の不調
- 心血管障害

燃え尽きには感情的な要素もあります。もしかしたら、あなたも気づいているかもしれません。

- 失望や怒り
- 虚脱感あるいは悲しみ
- 混乱や無力感

- 悲観的
- 怒りっぽい
- 心許ない
- 無関心や無感動
- 抑うつ

これらはすべて、対処能力を超えたストレスに遭遇した際に予測できる反応です。燃え尽きは、あなたにとっても愛する人にとっても、精神的なダメージになりかねません。うつ病の人の面倒を見るという重荷に圧倒されてしまった人の中には、私の父のように、病人を一人きりにしたまま仕事や趣味に逃避しようとする人もいます。文字通り逃げ出してしまう人もいるでしょう。アルコールやドラッグで苦痛を和らげようとしたり、誰も本当には自分の問題を理解してくれないと感じ、友人たちから孤立してしまう人もいます。このような事態は、家族全体を悪循環に陥れてしまいます。

明らかなことですが、愛する人を助けようとする前には、燃え尽きを避けるためにも、自分の今の状況でのストレス対処法を知る必要があります。強い味方となるための行動をこれから見ていくことにしましょう。これらは、愛する人を助けるあなたの力を強めてくれるでしょう。

強い味方になる

あなたが新しい活力を得るためのたくさんの方法があります。以下に提案する方法により、燃え尽きを防ぎ、うつ病になった愛する人をもっと手助けすることができるでしょう。

◆1　あなた自身のためのサポートを得る

研究からは、同じ問題を抱える人と話すことでストレスが減り、孤立感が和らぐことが立証されています。同じ立場にいる人と笑ったり泣いたりすることは素晴らしいものです。それに、あなたよりも前に同じ道を経てきた人たちというのは、たくさんの役に立つ提案をしてくれるだけでなく、未来への希望をも与えてくれるのです。ピアサポートグループに参加することで、うつ病と結びついた汚名も軽減されていきます。

私はウェルネス・コミュニティでこの様子を毎日見てきました。しかし、ジョイス・ブラザーズ博士のコラムを見て、グループの価値をもう一度再認識しました。ある女性がブラザーズ博士に、夫が遭遇したひどい自動車事故について手紙を書きました。その事故では、相手側の車に乗っていた人が死亡しました。事故の関係者は、彼に罪はないと言いましたが、彼は自分を責め続け、ひどく落ち込んで引きこもり、事故のことを話したがらなくなりました。

セラピーを受けてまず自分の気持ちを口に出すようになってから、彼はサポートグループに参加することにしました。手紙にはこう綴られていました。「結果は驚くべきものでした。自分の中でとても長い間感じていた気持ちが他の人の口から出てくるのを聞いて、そんなに安心できるなんて。自分が一人ではないと知ることで、そんなにも安心できるなんて」と。

全国精神障害者同盟（ＮＡＭＩ）では、精神疾患に苦しむ人の家族のためのグループ療法を提供しています。もしあなたの愛する人がうつ病で入院中でも、病院は多くの場合、家族のための治療グループを提供しています。まずは月に一度と決めたとしても、サポートグループの利点がグループで話すことへの不安に勝るかどうかを見極め、ぜひとも参加を考えてみてください。

◆2　知識を得る

知識は力を与えてくれます。うつ病の経過、再燃*の可能性、お勧めの治療法、薬の副作用、そ

＊訳注：再燃（relapse）は、ある程度良くなったものの、著明な改善、ないし症状の喪失、つまり寛解（remission）にまで至らない中途の段階で再び症状が出現する病態を指します。これに対し、再発（recurrence）は寛解に達してからうつ病を繰り返す病態を指します。これについては第7章でも触れています。

の他、この病気がもつ複雑さを理解することで、将来を予測し、計画を立てることができます。自分は役立たずだという気持ちも和らぎ、前もって危機に備えられるようになります。

本書の第Ⅰ部では、うつ病と、それが本人や家族に及ぼす影響について簡単に説明しましたが、愛する人の主治医や、他の書籍、機関などからも、補足的で具体的な情報を得るとよいでしょう。無理のない範囲で知識を得ることを心がけてください。十分な情報を得て手助けできるようになるために、博学的な知識を詰め込む必要はありません。実際、あまりにも情報を集めすぎてしまったために、圧倒され、偏見をもってしまうこともあります。それによって、他の方法を知ることができなくなってしまうかもしれません。

◆3　日記をつける

フロイデンバーガー博士は、日々のストレスをもたらす出来事を「燃え尽き日記」に記録することを勧めています。数週間もすれば、自分にとっての「決定的要因」を特定し、何らかの結論を導き出すことができるでしょう。そうすれば、何らかの解決法を考え出せるのです。例えば、日記を続けることで、愛する人の絶え間ない悲観的な態度が重くのしかかっていると感じる場合には、元気よく散歩したり面白い小説を読んだりする時間をとったほうがよいとわかるでしょう。

日記は、自分自身と対話するための場としても役立ちます。難しい状況の中で最善を尽くすための前向きな強化を得られるのです。愛する人や他の家族との関係を損なうことなく、あらゆる怒りや失望を吐き出すこともできます。最初は解決不可能に思えた問題に対して、建設的な解決法を思いつくこともできるでしょう。

キャロルはこのような日記を続けていました。彼女はある日のセッションに日記を持ってきました。ある一日は、彼女がしなければならないことのすべて——仕事、子どもたちを迎えに行くこと、ジョシュの薬の注文、彼の好きな夕食を作ること——の長いリストで始まっていました。「リストを作ったことが本当に役に立ちました」。キャロルはそう言いました。「ジョシュにとって、私が安心感の源だとわかったんです。私がこんなにもたくさんのことをこなせるって、誰に想像できたかしら？　片付けた項目を確認するのは楽しかった。その瞬間、どんな家事も、重荷ではなく名誉の勲章になるんです」

加えて、日記を続けることはストレスを軽減し、健康状態を高めます。大学生を対象にした研究からは、自分の気持ちを日記に付けている学生はそうでない学生に比べて、学生保健センターに来る頻度が少ないことが明らかになっています。自分の感情を日記に綴るという行為が、健康を保つことに役立っているのです。

◆4　友情を保つ

夫が病気であっても、友人や家族と毎週昼食を共にするというシルヴィアの作戦は教訓的です。たとえあなたが惨めに感じていても、サポートしてくれたり気晴らしになってくれたりする人々から孤立しないことが大切です。研究からは、友人がいる人はいない人よりも長生きすることが明らかになっています！

◆5　習慣を保つ

よくあることですが、愛する人がうつ病になったとき、人は何もできないように感じてしまいます。病気の経過、気分の揺れなど、どれも予測がつかないことは、あなたの安定感を台無しにしてしまいます。もちろん、すべてをコントロールできる人などいませんが、できるだけ毎日の習慣を無理のない範囲でコントロールし続けることは、励みや安心感を与えてくれます。

例えば、シルヴィアは毎晩六時に夕食をとり、毎週日曜日に教会に通い、毎週木曜日の夜は好きなテレビ番組を観ることに決めました。これらは、コントロールできているという感覚を保つための簡単な方法です。日々の習慣が構造と安心感を生み出すのです。

◆6　趣味を続ける

同様に、ずっと楽しんできた趣味や活動を諦めないでください。あなたが愛する人の役に立つためには、あなた自身の心を豊かにしなくてはなりません。自分が楽しめる活動に参加し続けることで、二人の関係により多くのエネルギーを注ぐことができます。私たちには皆、自分の内面を新たに満たすための時間が必要なのです。この大切な栄養の源を否定しないでください。

◆7　人生は続いていくということを忘れない

たとえ愛する人が苦しんでいるとしても、あなたはその人とは別人で、自分の人生を楽しむ権利があるということを覚えておくことが賢明です。自分を成長させてくれる教室に参加し、趣味を始め、映画に行き、新しい友人を作りましょう。自らの人生に投げやりにならないでください。愛する人のうつ病の外にも価値があるのです。

◆8　なすがままを身に付ける

よくあることですが、調子はどうかと尋ねられたときに、介護者は無意識のうちにこう答えてしまいます。「おかげさまで元気です。ご心配なく」。しかし、これでは現実を偽っています。あなたもまた気遣ってもらい、心配してもらう必要があります。実際、あなたがすべてのことをこなせるわけではありません。

なすがままというのは、他の人たちの愛情や気遣いを受け取れる心の状態のことです。それにより、生活上のほんの小さな喜び、小鳥のさえずりや背中に当たる暖かい陽射し、バラの香りに心を開くことができるのです。

ときには受身になり、身の周りの利用できるものを受け入れることも助けとなります。他の人の行為——カード、留守電への心温かいメッセージ、腕に手を添えられることなど——で気持ちが満たされるのを感じましょう。好きな音楽を聴いたり、信仰上の奉仕活動に参加したり、好きな映画のビデオを観たりすることも充電に役立ちます。

なすがままを身に付けるのは、過度の責任を背負い込まないようにするための大切なステップです。この話題に関しては、後で詳しく触れたいと思います。

◆9　広い視野をもつ

私が子ども時代に楽しんでいたことでひとつ覚えているのは、ロサンゼルス中が慌しくなる帰宅ラッシュ時に、家の近所のバス停のベンチに座り、家路を急ぐさまざまな人々を見ることでした。それぞれの生活を思い浮かべ、物語を作っていたものです。夕食は何を食べるのだろう。彼らは愛されているのかな。犬は飼っているのだろうか。たくさんの人々、たくさんの物語……。自分では気づかないまま、私はこのように自然に行っていたことで、他の人たちにも生活があること、つまり、誰もが時には困難や苦痛でいっぱいの人生を送っているということを理解したのでした。私の方法が唯一のものとは限りません。しかし、一風変わった方法とはいえ、これがとても気を楽にしてくれたのです。

タミーは最近、同じ理由でショッピングモールに行っているとのことです。ベンチに腰を下ろし、すべてを見るのです。会話の断片を耳にし、他の人たちの行動や振る舞いを観察します。それは、困難な状況にあったとしても、人生は続いていくということを思い出させてくれるひとつの方法なのです。

大自然に大きな救いを見出す人もいます。広大な海、荘厳にそびえ立つ山脈、どこまでも続く大平原、それらが、人が抱える問題を大きな視界の中に据えてくれるのです。

◆10　息抜きを見つける

フロイデンバーガー博士の研究からは、積極的関与や献身、完璧主義、奉仕、一生懸命働くことを厭わない、などの一見前向きな人格特徴をもつ人は燃え尽きやすいということが明らかになっています。愛する人にとっての強い味方となるためにも、自分がすべてをやり切れないということを理解して、息抜きを探すのは大切なことです。あなたの代わりに、いくつかのことを他の人にやってもらうようにしましょう。

ピーターは最近、双極性障害と診断された若い妻、イレインの面倒を見ていました。しかし、処方薬の効果がまだ安定していなかったので、彼は妻を一人きりにすることを不安に思っていました。ところが困ったことに、ピーターの上司が重要な出張を命じたのです。

ピーターは母親のルースのところへ行き、助けを求めました。ルースは快く留守中の代役を引き受けてくれました。イレインがうつ病エピソードの間、一日の計画を立てるのを手伝い、彼女が不安な気持ちのまま家で長時間過ごさないですむようにしました。

ルースの気持ち良い手助けのおかげで、ピーターは出張中の目標を達成できただけではなく、介護の義務から解放された休暇を過ごすこともできたのでした。

病気の程度にもよりますが、あなたは自分が二十四時間監視されているような気分になっているかもしれません。これではへとへとになりますし、到底無理な話です。あなた自身や家族、友人、専門家からなる介護チームを作り、愛する人の病気に対処するようにしましょう。

ロザリン・カーターは著書で、全国組織の異教徒間介護者ボランティアが郵便局員の男性の手助けをした例を紹介しています。ウィルというその男性の妻は、クリスマスのちょうど一週間前に自殺未遂のため運ばれた病院から退院したばかりでした。「ウィルは、妻を一人きりにしてはいけないと言われました。休日というのは、特に重いうつ病の人にとっては危険なものです」。異教徒間介護者ボランティアは、訓練を積んだボランティアでチームを作り、ウィルが一年で一番忙しい時期の間中、ウィルの妻のそばに休みなく座っていました。

燃え尽きないためにも、他の人に援助を求めなければならないのです。

◆11 自分の身体に気を配る

もし消耗し疲れきっていたら、そんなにたくさんの手助けはできません。ですから、食事をしっかりとり、睡眠を十分にとるようにしましょう。これはあなたを悩ませるどのような身体的不調にも言えることです。自分の体調に気を配り、何か問題があれば治療を受けるようにしましょう。ドラッグ、アルコール、喫煙は避けましょう。これらはさらに健康を損ないます。

運動は、健康を保ち、ストレスを減らすための良い方法です。定期的にスポーツジムなどに通えなくても、ビデオを観ながらのエアロビクスや散歩、草むしりでも、不思議とエネルギーの回復に役立つものです。

◆12 息抜きの際の反応を役に立てる

バイオフィードバック、ヨガ、瞑想、音楽鑑賞、あるいは洗車でさえ、ストレス発散となり、日常的にリラックスするための助けとなります。

リラックス運動で重要となるのは、自分の呼吸に意識を向けることです。呼吸に集中することが、身体と心をつなげるきっかけとなるのです。呼吸に正しい方法も間違った方法もありません。呼吸は自然なことですし——実際、生きるために欠かせないものです——たいていは無意識のうちに行っていることです。

以下で紹介するのは、五分でリラックスできる簡単な「マインドフルネス」エクササイズです。方法は簡単で、呼吸に集中することで意識を呼吸に向けるというものです。いつでも行えるように、録音しておくのも良いでしょう。

座るか横になって、楽な姿勢をとってください。

三回、深呼吸しましょう。

では、どこから空気が身体の中に入っていくのかに注意してみましょう。口からですか。それとも鼻からですか。

吸った息が温かいか冷たいか、重い感じか軽い感じか、穏やかかきついものか、どう感じるかを観察してみましょう。

息を吸ったり吐いたりして、空気が入ってくる場所に注意を向けてください。

集中できなくなっても構いません。心が一定しないのは当たり前のことですから。

呼吸への集中に戻ることで、リラクセーション反応が起こります。

ですから、ただ、身体のどこに息が入ってくるのかに意識を戻すようにしましょう。

次に、身体の中の緊張に注意を向けましょう。

心の中で自分の身体をスキャンしていきます。

まずは胸部から始め、息をするたびごとに動く肺に注意を向けてみましょう。

首や肩の感じはどうですか。

頭、腕、胴体、背中、太もも、ふくらはぎと、身体のいろいろな部分に注意を向けていきましょう。

緊張している部分に気づいたら、そこに空気を吸い込みましょう。

繰り返しますが、集中できなくなっても、ただ身体や呼吸に意識を戻せばよいのです。


このような方法を使うことで、自分がよりリラックスでき、その結果、愛する人のうつ病の移り変わりに対処するエネルギーをより多くもてるようになることがわかるでしょう。

◆13 イライラへの対処法

ちょっとしたことでイライラし、後になって、なぜそうなったかのかがわからないといった経験をしたことがあるのではないでしょうか。すぐにかっとなるのは、過度の責任を背負い込んだことに関連する、燃え尽きの兆候のひとつです（次節参照）。しかし残念なことに、あらゆる失敗に否定的に反応することは、すぐにまたあなたを失望させ、避けたいと思っている燃え尽きの一因になってしまいます。

もし私がこれまで挙げてきた提案が役に立たないようであれば、サポートグループやあなた自身のセラピストなどからより多くの感情的なサポートを得る必要があるということです。結局、うつ病は重い病気ですし、あなたには対処に役立つサポートが必要なのです。

◆14 自己管理と限界の設定

先に触れたように、すべてをやり遂げることはできないということを自覚するのは大切なことです。よくあることですが、介護者は「自分がもう少し頑張れば、状況は良くなる」と思い込みがちです。実際、愛する人がうつ病になると、常に「あともう少し」という思いが出てきて、あなたが負う責任は際限がなくなります。どのようなときに自分が身動きが取れなくなっていると感じるのかを確認し——これは94〜95頁に挙げた、燃え尽きの兆候のリストが役に立つでしょう——自分には何ができて、何ができないのかの判断をしっかりともつようにしましょう。

グレースは、恋人と別れた後にひどく落ち込んでしまった友人のジュディとの間に、穏やかで愛情のこもった方法で制限を設けることができました。ジュディは毎晩、自分の喪失感のことで何時間も電話をかけてきました。グレースは親友の役に立てるのは嬉しかったのですが、長時間電話をするとへとへとになってしまうのでした。ついにグレースはジュディにこう言いました。「あなたと電話するのはとても好きよ。でも、仕事の後はゆっくりしないと、夜ぐっすり眠れないの。十時を過ぎても話していると、すごく疲れちゃうの。十時までに終わるようにしてもいいかしら？」

特定の時間になぜ会話を打ち切らなければならないか、その理由を説明したのでグレースの交渉はうまくいきました。グレースはジュディの今の状態が自分にとってどれだけショックかを話し、ジュディはそれを聞き入れました。その結果、ジュディはグレースの頼みを自分への非難ではなく彼女に必要なこととして理解したので、それを尊重しました。

限界を設けることで、息抜きをしたり、自分の健康に気を配ったり、生活パターンを維持したり、なすがままに任せたりするための時間を確保することができます。こうすることで、燃え尽きる可能性は減っていくのです。

もっともな期待

愛する人がうつ病になったとき、どのようにその人の世話に関わっていくべきかに悩むこともあるかと思います。何が、強い味方としてのあなた自身にとって納得のいくことなのでしょうか。あなたは愛する人に何を期待すべきでしょうか。いつ介入すべきで、いつ愛する人に自分でやらせるべきでしょうか。

今あなたに役に立っていることが、他の家庭や他の家族メンバー、そして状況が変わった際にはあなたにとってさえ役立つとは限りません。とはいえ、あなたの役割をはっきりさせるにあたっては、避けたほうが無難な、ある種の落とし穴が存在します。

◆責任を背負い込み過ぎる

あなたはいとも容易に、過度に責任を背負い込み、愛する人のうつ病にどんどん巻き込まれていってしまいます。その人の判断や行動をすべて監視しなければならないように感じて、相手につきまとうかもしれません。うつ病が再発したり悪化したりしていないか確認するために、その人の言葉すべてを聞き漏らすまいとするかもしれません。極端な場合には、あまりにも責任を背負い込むことで、愛する人が子どものままで、あなたなしでは何もできないかのようなイメージが生じてきます。

厄介なのは、あなたが過度に巻き込まれるのも、状況が早く好転してほしいという切なる願いと不満から生じていることです。あなたの不安と無力感が、よりコントロールしたいという思いを引き起こすのでしょう。

しかし残念ながら、この行動が、愛する人から自分でできる限り人生のコントロールを維持しようとする気持ちを奪いとってしまうのです。逆説的なことに、あなたが責任を背負い込みすぎると、それは、愛する人があなたが抜け出してほしいと思うまさにその状況に留まることを強化してしまうのです。

もしこのようなことが起こっているなら、家族カウンセラーや心理士、精神科医との相談の中で、二人の関係に働きかける時期が来ています。責任を背負い込みすぎることは、建設的ではない――むしろ危険な――関わり方のパターンです。それに直接取り組むことが最善策です。第5章では、自分を解放するために役立つ他の方法をご紹介します。

◆自責の念

責任を背負い込みすぎることは、無意識で気づかぬうちに、愛する人のうつ病のことで自分自身を責めることにもつながっていく可能性があります。

私の父は、晩年になるにつれ、母のうつ病に間違った対応の仕方をしたのではないかとたびたび考え込んでいました。「もしシカゴから引っ越したりさえしなければ」、あるいは「クリーニング店を手放すんじゃなかった。そしたら母さんも仕事を続けられたし、幸せだったはずだ」などと後悔していました。また、こう付け加えることもありました。「お前が家に戻ってきたときのことを覚えているか？　母さんに病院で治療を受けさせようって決めたよな。でもあと一歩のところでそれができなかった。『人の人生を、その人自身の選択から取り上げようとしている自分は何者なんだ』って。でも今となっては、それが間違いだったことがわかるよ」

父は説明のつかないものを説明しようとするなかで、数々の悔恨と憶測を背負い込んでいました。「ああすべきじゃなかった」「もし〜してさえいれば」の二つが父を打ちのめしていたのです。

最初のうち私は、父は難しい状況で最善を尽くしたのだと言って元気づけようとしました。しかし後になって、絶え間ない自責の念は、耐えがたい状況の中で、外見だけでもコントロールを保とうとする必死さから来たものだということがわかりました。「自分がもっと良い夫だったら、こんなことにはならなかった」。父はいつもそう言っていたように思います。

私の父のように責任を背負い込みすぎることは、結局は自分にはね返り、愛する人が直面しているものと同じ気持ちを抱くことにつながります。あなたと愛する人との親密さが「不幸な愛する二人」の筋書きを作るという、奇妙で皮肉めいた結果を招いてしまうのです。しかしこれは、あなたが強い味方になろうとして心に決めていることではないはずです。

私たちは皆、後になって間違いだったとわかるような決断もします。しかしその時点では、それができる限りの最善策だったのです。

正しいにしろ間違っているにしろ、ある決断によって展開していく苦痛のすべてをコントロールするにも能力の限界というものがあります。私たちはそのときにできる最善の**努力**に対しては責任をもてます。しかし、努力と行動の結果として起こることに関しては——別のことを信じたいとしても——その**成り行き**をコントロールすることはできないのです。

◆イネイブラーになる

私はよく、祭日のお祝いや誕生日パーティー、結婚式やその他の親族が集まる席で、母が目立って欠席している理由を説明するように言われたものです。たいていは胃の不調、頭痛、風邪などの理由で、「病気で寝ている」と言っていました。事実上、私はイネイブラーの役割を担っていたのです。

「イネイブラー（enabler）／イネイブリング（enabling）」という言葉は、アルコールや薬物の依存症からの回復運動で広く知られるようになりました。それは、人が問題と共に生き続けることを可能にしたり、あるいは治療を受けないままにしておくのを許してしまったりするように振る舞うことを指します。私の場合、それは本当のことを隠したり否定したりするために、偽りや罪のない嘘を言い、言い逃れをして、母を他の人たちの非難から守ることでした。例えば、もし私が、母が親族の行事に参加できないときに、「母さんは今朝気分が悪かったんだ。起きたら風邪を引いていたんだって」と説明したとすると、私は母を、汚名を与えるような病気の要素から守るために、イネイブラーの役割を果たしたことになるのです。

イネイブラーになることのもうひとつの側面は、無意識のうちに、愛する人の病気による感情的な重圧を寄せつけないようにしているということです。私が自分で意識していた動機は、母を守るということでした。しかし皮肉にも、それは絶望感という苦悩や、現実の状況がどれだけ困難で痛ましいものであるかという真実から、**私自身**を守ることにも役立っていたのでした。

今ではより良い対応というのが、母を傷つけたり混乱させたりせずに本当のことを言う方法を見つけることだったということがわかっています。しかし、当時の私は二重拘束の状態でした。父のサポートなしでは、母の本当の気分状態を明らかにすることはできなかったのです。そして、一家の秘密を明らかにすることで、父と疎遠になる危険性もありました。問題はさらなる問題を生み出します。汚名は秘密に油を注ぎ、それが今度は否認やイネイブリングにつながります。そして、すべてがうまくいっているという幻想が維持されることになるのです。

もしあなたが似たような状況にいるとしたら、「ジャックは気分が悪いの。でもおおかた、うつ病から来ているものよ」などの表現を練習しておくとよいでしょう。そうでなければ、私のように隠し続ける自分の姿に気づくことになるでしょう。最も重要なことは、あなたと愛する人が、二人の関係を損なわずに、うつ病の本当の性質をいかにうまく伝えることができるか、その方法について話し合う必要があるということです。

もしも愛する人に本当のことを話すなとか、嘘をつくようにと言われたらどうしますか。「わざわざ他の人に何があったかなんてことは言わないで」とその人は言うかもしれません。

このような場合、あなたの返答は、「嘘はつけないわ。それはひどいことなのよ。もっと他の方法を探すべきなんじゃないかしら?」といったものになるでしょう。心理療法士や聖職者が、納得の行く解決策を考えるうえでの助けとなるでしょう。

イネイブラーになることが危険なのは、あなたが、愛する人のうつ病の本当の性質を認識できなくなり、その人には心理学的な援助が必要なのにそれがわからなくなる否認に陥ってしまうからなのです。

◆否　認

愛する人を困らせたくないという思いと、注意が必要な問題を否認することとの間には、はっきりとした境界があります。

私の患者の父親であるデニスは、息子のうつ病が本当はどれだけ深刻かということを認めようとしませんでした。「ブライアンは少し落ち込んでいるだけだ」。二十六歳の患者の治療当初、デニスは家族面接の際にそう言いました。大人になった息子の家賃を払い、毎月仕送りをしていても、デニスはブライアンには問題はないと信じていたかったのです。

そしてある晩、デニスはブライアンと一緒に十二ステップ・プログラムの集まりに参加し、その後レストランで夕食をとりました。楽しい時間を過ごした後、デニスはブライアンのアパートでコーヒーを飲もうと言いました。二人が共にリラックスできたのは数カ月ぶりのことでした。

「やめておこう、父さん」。ブライアンは反対しました。

「おいおい、ほんの二十分ほどだよ」。デニスは譲りませんでした。「それにトイレに行きたいんだ」

息子のアパートに足を踏み入れた瞬間、デニスは恐ろしさのあまり息が止まりました。そこは完全にめちゃくちゃだったのです。汚れた皿や服が散乱し、灰皿は何百もの吸殻で溢れかえり、バスルームはデニスが我慢しても使えないほどの悪臭を放っていました。台所の灯りを点けたときには、ゴキブリの大群が床を走り回っていました。

この瞬間、デニスは、息子は「少し落ち込んでいる」どころか、もっとたくさんの助けが必要だということに向き合わざるを得なくなりました。デニスは、ブライアンには薬物療法は必要なく、息子は独立して暮らしていけると思い込もうとしていたのです。うまくいっていると信じたかったのですが、そうではないことを認めざるを得なくなりました。

このめちゃくちゃな状態が、否認を打ち破るのに役立ったのです。デニスはそのとき、ブライアンの治療でより積極的な役割を担わなければならないことがわかりました。さらに、息子のために面倒を処理することもしないことにしたのです。

◆

強い味方というのは、愛する人がうつ病になったとき、感情と経験のジェットコースターから学ばなければならなかった人たちのことです。しばしば、強い味方であるということは、不確かな状態に直面したときにも、素朴な喜びを楽しめることを意味します。その他、信頼している人と恐れや苦闘を分かち合えること、また、手綱を手放し、愛する人の対処能力を信頼するということも意味します。

　このすべてを通して、強い味方である人は、できることを行って間違いから学び、人生が与えてくれる小さな贈り物を祝福するのです。こうして広がった意識に希望の光が伴い、私たちは愛する人の傍にいながら、変化を起こそうと努力することができるのです。

第5章 愛する人を安心させる

映画『ドライビング・ミス・デイジー』の終盤で、主人公を演じるジェシカ・タンディは、介護施設のテーブルに座っていました。彼女は年老いてやつれていました。モーガン・フリーマン演じる、彼女の信頼厚い忠実な使用人ホークは、毎週彼女を訪ねていました。彼も年老いていました。腰を下ろし、彼女のとりとめのない心に付き合う忍耐力が、この二人がとても長い時間を共に過ごしてきたことを感じさせました。実際、一見意味のはっきりしない方向へ変わりそうなときでも、ホークはミス・デイジーの考えを辿ることができたのです。

あるとき、ホークはデイジーにパンプキンパイを食べてもらおうとしました。それは彼女の好物でした。

ミス・デイジーは反応せず、ただ座っているだけでした。その静かな場面で、映画は止まってしまったかのようでした。私たちは何かが起こることを望みながら、その静寂を見守りました。そしていつのまにか、穏やかに、フリーマンは身を乗り出してフォークを取り上げ、ミス・デイジーにうまくパイを食べさせたのでした。そのとき観客は、ミス・デイジーの最悪の恐れ――衰えてしまったがゆえに今の彼女には想像もつかないけれども、観客にはわかること――が現実にはならないことを理解したのでした。ホークは彼女が最期の時を迎えるまで、きっとそこにいるのでしょう。

何回もこの映画を観ているのですが、このシーンを見ると私は、この瞬間が希望と不安の両方をとらえていることを感じて、涙が溢れてしまいます。私たちは皆、無条件で誰かが傍にいてくれることを望み、とにかく病気で見捨てられてしまうことを恐れています。

この見捨てられることへの不安は人間に特有のものですが、うつ病の人――特に現実に見捨てられた経験をもつ人――に付きまとう暗雲の大部分を占めるものでもあります。その人は一人になることを恐れます。すべてのものが――健康が、仕事が、人生が――取り返しがつかぬまま、消えてしまうのを恐れるのです。その人は恐れています。いえ、信じているのです。自分はちっぽけで何の価値もない不用品であり、最後は愛する人に見捨てられてしまうのだと。

愛する人のこのような恐れは、あなたにとって辛いことだと思います。確かに、私にとっても辛いことでした。母が、自分はどんなに孤独かと言っていたのを思い出します。私たちは母のことを愛し、心配していましたが、母の周囲に立ち込める暗闇を乗り越えることはできませんでした。ときどき学校で、家で一人みじめに横になっている母の姿を思い浮かべたものです。とても心配でした。胸が締めつけられ、窓の外を眺めながら、思考の淵に沈んでいました。私は罪悪感と責任を感じていました。毎日、母を置いて学校へ行かなければなりませんでした。「誰も来てくれない……。誰も気にかけてくれない……」という母の訴えにかける言葉はありませんでした。

十代の頃、私は自分には母を慰めることができないと感じていました。今では親密さを深め、信頼へと導く、うつ病の愛する人を安心させるためのさまざまな方法があることを知っています。しかし、何よりもまず二人の関係の中では、見捨てられることへの不安に取り組まなければなりません。ウィリアム・スタイロンは、自身の体験記（37頁参照）で明確に述べています。「友人、恋人、家族といった人々には、ほとんど宗教的とも言えるような献身が必要であり、（うつ病に）苦しむ人に人生の価値を信じてもらわなければならない。それは彼らが抱える無価値感とはしばしば対立するものであるが、しかし、そのような献身が数え切れない自殺を防いできたのだ」

言ってはならないこと

ときに私たちのほとんどは、愛する人の愚痴や不安に、防衛や失望、否認といった形で反応してしまいます。これは無理もないことです。そのような愚痴は多くの場合、私たちを傷つけるものではないとしても、私たちをぎょっとさせ、動揺させるものだからです。もしあなたの愛する人が私の母のように、「誰も気にかけてくれない」と嘆くなら、あなたの最初の反応は、おそらく私がそうしたように、「そんなことないよ！　僕は心配しているよ」とか「友達だって、ご両親だって気にかけているわ」のようになるでしょう。

しかし、このように返答するなら、あなたは愚痴を文字通りに受け取り、根底にある見捨てられ不安ではなく、特定の内容に気を取られていることになります。残念ながら、愛する人はあなたの励ましの裏にある防衛に気づき、「君はわかっていない」などと怒って言い返すことになります。それから、あなたがその人のことを気にかけていないということを証明すべく、細かいことを指摘するようになるのです。こうして、愛する人の苦痛や恐れから、あなたが気づいたあなた自身の感情的な傷へと議論の焦点が移ることになります。その人はあなたの気遣いを軽んじ、そしてあなたは傷つくのです。

結果的に、その人は苦痛の中で孤立し、あなたは非難され感謝されていないように感じ、怒りすら覚えます。これらが介護者の燃え尽きの種になります。

その他、良かれと思いながらも、結局、意に反した会話を招く言葉には次のようなものがあります。

◉「気晴らしでもしたら！」
◉「きっと良くなるよ」
◉「ほらほら、そんなにひどくはないじゃないか」
◉「ああ、わかるよ。自分も同じような経験をしたことがあるんだ」
◉「少しだけ頑張ってみようよ」
◉「神は耐えられない試練は与えないわ」

このような言葉は、距離感、恩着せがましさ、独善的な感じを与えてしまいます。安心させるつもりだったのだとしても、うつ病の人はそれを、自分を遠ざけ、感情的に孤立させ、つまり見捨てられたように感じさせる、懐柔のための言葉として受け取ってしまいます。

もっと良い対応の仕方がありますが、そのためには、最初に感じた衝動を抑え、その状況に対して今までとは違った対処の仕方を考えようとすることなど、いくつかの新しい行動を学ぶ必要があります。うつ病の愛する人を安心させられるかどうかは、あなたが極めて重要な四つのステップを進んでいけるかどうかにかかっていると言えるかもしれません。

- 「観察者の精神」を養う
- 共感的な沈黙の英知と苦悩をきちんと理解する
- 愛する人の気持ちを忠実に描写し、承認することを身に付ける
- あなたが恒常性と不変性の源として振る舞い、その人を見捨てはしないことを理解してもらうように努める

では、これらのステップを詳しく見ていくことにしましょう。

観察者の精神

観察者の精神というのは、愛する人の言葉の文字通りの意味ではなく、その裏側に隠れた気持ちに対応できるように、自分自身を切り離す能力のことを言います。お互いにとても親密である場合に、どうやってそれを行うことができるでしょうか。簡単ではありません。しかし、不可能ではないのです。

私たちは、言葉を聞くことに慣れているため、他のコミュニケーション方法や感じ方があるのを忘れてしまうことがあります。観察者の精神をもつときは、愛する人が言った言葉そのものではなく、顔の表情や、身振り手振り、声の調子に注意を向けます。観察者の精神は、「ジョアンは怒っているように見える」、あるいは「ロンは混乱しているようだ」というふうに、決めつけたり評価したりせずに、見えたままを表現します。

私が実践していたテクニックは、母が話しているときに母の手に注意を向け、その手が訴えていることを理解しようとしてみることでした。母は手を握り締めているだろうか？　手は弱々しく見えるだろうか？　元気がないだろうか？　握りこぶしの中で指がもがいているだろうか？　母が何を言ったとしても、私は母の感情の状態について――不安なのか、孤独なのか、腹を立てているのか――多くの追加的な情報をこの簡単な観察から拾い集めていました。

観察者の精神を用いるのは、愛する人の言葉を個人的に受け取らないようにし、互いに望まない言い争いに陥らないようにするためです。このテクニックを使うことで、「どうしてこんな言い争いになってしまったんだろう」という、後になってからのお決まりの泣き言を未然に防ぐことができます。そのようなときはお互いに疲れ果て、難しく虚しい争いの後に親密さを取り戻そうとしても、感情的に消耗しきっています。

観察者の精神でいるとき、目指すのは、個人的に反応することではなく、愛する人が感じていることを認識するということです。この立場は、愛する人が言ったことに即座に反応するのではなく、ただ見て、聞き、少なくともしばらくの間、沈黙を保つことを必要とします。腹が立っているときには簡単なことではありませんが、これは不可欠なことです。

このような共感的な沈黙は、愛する人を安心させるための第二のステップです。これは感情的な距離を伝える「沈黙療法」ではありません。むしろそれは、相手の話の内容にとらわれることなく、愛する人との関係を深めていく試みなのです。

沈黙の英知と苦悩

怒りが最高潮に達すると、共感はほとんどなくなるか、まったく存在しなくなります。ダニエル・ゴールマンは『ＥＱ：こころの知能指数』（31頁参照）で、「他人からの微妙な感情のシグナルを受け取り、自らの感情脳でそれを疑似体験するために、共感には十分な穏やかさと受容力が必要である」と述べています。うつ病の人に対処するとき、この穏やかさと受容力は共感的な沈黙によって達成されます。

私が初めて沈黙の価値を学んだのは兄からでした。兄がオックスフォード大学の大学院へ進学する前、そして我が家が長い間闇に包まれることになる前ですが、当時十三歳だった私の悪ふざけにいらつくと、兄が黙り込んでいたことを思い出します。兄はただ、私が言ったことに返事をしようとしませんでした。時間が経って気分が良くなるか、態度を和らげようと決めたとき、兄は「沈黙の英知」を実践したのだと教えてくれました。

私は、十歳年上の兄の沈黙は力と規律の高貴な行いなのだと思いました。典型的な十三歳の少年だった私は、ホルモンと同じく衝動もコントロールできなかったのです！

兄が家を離れて、母の抑うつがより持続的になった後に、私は母との困難で非難に満ちた会話の最中に、兄の強さだと感じたことを思い起こすようになりました。それを思い出した瞬間瞬間をよく覚えています。ノブを回しドアを開けると、そこは完全な暗闇でした。母の部屋の空気は、とても長い間閉めきっていた給湿室に押し入ったかのようにむっとしていて、澱んでいました。部屋に入る前は母の魂を勇気づけようという希望をもっているのですが、まず母の予測不可能な気分に耐えなければならないことを悟るのでした。そして私は実行したのです。聴きながら、観察しながら、あるいは心の中で叫びながら、怒りを感じながら、母が人生での不幸のすべてを私のせいにするとき、「沈黙の英知……沈黙の英知……」と呪文のような祈りを続けたのです。

かなりの年月が経ってから、伝統的なユダヤ人家族の同化をめぐる葛藤を描いたハイム・ポトク原作の映画『選ばれしもの』を観ていたときに、このおまじないの感情的な残滓に出くわすことになりました。かつて兄が使い、私が自分にとっての救命ブイか錨のように繰り返したこの言葉は、ユダヤ教の伝統、法律、伝説についての解説書である『タルムード』からの引用でした。しかし、兄はこの言葉を完全な形では使っていませんでした。正しくは「沈黙の英知と苦悩」だったのです。

最も才能に恵まれた長男が学問を断念したことを知ったラビが、苦悩と悲しみの中でこの言葉を口にするのを聞いたとき、私は内面から揺さぶられました。私はうつ状態の母が吐き出していた、感情的な恐怖を与える自殺の脅し、残忍ですらある激怒、私や他の家族に向けられた険悪な言葉を非常に詳細に思い出し、涙しました。

愛する人がうつ病であるとき、あなたは強い味方、支えや助けになりたいという願いを抱きながら、沈黙の中で苦悩と悲しみに耐えることになります。それにもかかわらず、沈黙の苦悩はあなたが向き合う試練の中心に位置します。

心の中では、あなたは言われた内容に深く影響されてしまいます。それは腹が立ち、動揺をもたらすものですし、誰であれ、共感的な沈黙を維持することが感情に影響を与えていないようなふりをすることはできません。しかし、目の当たりにする苦悩と、愛する人のことを思ってあなたが心の中で感じる痛みを認めることは、これを、頑なではない共感的な沈黙にするために不可欠な要素です。そのうえで、あなたはその場ですぐに反応するのではなく承認するのです。

もちろん、自殺企図のように、行動を起こす必要がある緊急時には、そのようなことは不可能です。しかし、このような出来事は、愛する人がうつ病になったときに生じる、絶え間ない言い争いや不満に比べれば、ずっと稀です。

確かに、あなたは尋ねたくなるかもしれません。そしてそれはきっと正しいことなのでしょう。感情が高ぶっているときに、沈黙の英知がいったい何だというのでしょう。誰が必要とするでしょうか。矛盾していると思われるのはわかっています。しかし実際、うつ病の愛する人が怒りと破壊性に満ちたエピソードと苦闘しているときに、言葉にされたことについての一見「分別のある」対話は、不毛で不合理なものとなってしまうのです。（もし身体的な危険性があるなら、共感的な沈黙は最善の対応とはならないでしょう。そのような場合には、168～169頁で述べているように、素早い適切な行動が必要です）

たいてい、エピソードが終わってしまえば、愛する人は意識を失ったアルコール依存症患者のように、自分が言ったことを覚えていないでしょう。それなのに、その人が怒っているときに言ったことを持ち出したりしたら、十中八九、もろい緊張緩和の状態は崩れ、新しいうつ病エピソードが始まってしまうでしょう。どちらの状況も望ましいものではありません。

私が無邪気に理解したように、このようなときのあなたの役割は、コメントすることなく、海岸が近いことをパッと照らして合図するライトになることです。沈黙のビームは害にはなりません。ただ、「私はここにいます。私は聴いています。私は気にかけています」と伝えるのです。これは、安全への道を示す、絆のようなものを作るのです。

後になって気分が持ち直すか、少し落ち着いたときには、愛する人のリードに従って、その人が覚えていることについて話し合うこともできます。このようなときには、爆発の「理由」が見当違いに思えることはよくあり、そのままにしておくのが最善でしょう。

ときには、愛する人はあなたの沈黙に腹を立てるかもしれません。怒りや苛立ちを引き起こすことがあるのです。もしこのようなことが起こったら、次のように言ってみてください。「私はただ聴いていたいだけ。良くなったときには喜んで自分の気持ちを分かち合うつもりよ。今はあなたに注意を払っていたいの」

沈黙の英知を実践する中で私は、小さいけれども重要な教訓を学びました。母が落ち込んでいるときに、彼女の言うことに自動的に反応する必要はないということです。介入したくなる衝動と闘うことは、あなたにとっては小さな勝利になりますし、相手にとっても話を聞いてもらえていると感じるため、二重の利点があります。おそらくこの簡単な教訓は、愛する人を安心させようとする試みにおいてだけでなく、あなたにとっての安らぎの源となるでしょう。

愛する人を承認すること、あなたが変わらずにいること

観察者の精神を育てることと沈黙の英知と苦悩を学ぶことは、愛する人が批判したり貶したり腹を立てたりしたときに、個人的に攻撃されていると感じないですむようにするための試みです。このような感情の状態を維持することで、愛する人を安心させるための次のステップに進むことが容易になります。次のステップとはつまり、その人の気持ちを忠実に描写し、それを承認することです。

ある程度の客観性を保てるようになれば、愛する人が抱える見捨てられ不安に対処することもずっと容易になります。

あなたが気にかけていることを相手に伝えるための最善の方法は、愛する人の気持ちを正当なものとして承認することです。これは、必ずしもその人の言っている内容ではなく、気持ちのレベルで、その人が表現していることを返す、つまり「忠実に描写する」ことによって行われます。

例えば、「疲れきってしまった」と言われたら、筋の通った返答としては、「あら、昼寝でもすれば」といったものになるでしょう。あなたは現実的な提案をすることで、その人の不満の内容に対応しているわけです。しかし、あなたの愛する人は、ただ聞いて理解を示してほしいときに、あなたがアドバイスするほうを選んだことで苛立ちます。

一方、「そうだね、本当にへとへとになっているみたいだね」と言えば、あなたは愛する人の気持ちを忠実に描写し、その正当性を承認しているのです。結果として、愛する人は理解されていると感じ、あなたと気持ちがつながっている感じがするでしょう。

私は、このような承認の言葉以上に、うつ病の人の気持ちを和らげるものは他にないということに気づきました。ですから、愛する人が「誰も自分のことを気にかけてくれない」と言ったときには、「私がいるじゃない」と反論するのではなく、「今はそういう気持ちだということがわかるわ」と言ったほうがよいのです。

その後すぐに、次のような言葉を付け加えるとよいでしょう。「でも、一緒に乗り越えていきましょう」。これはあなたが見捨てはしないと安心させることになるので、とても大切です。そしてそれ以上に、あなたが一貫性を保つうえで助けとなります。『ドライビング・ミス・デイジー』のホークのように、あなたは何が起ころうと、愛する人の傍にいるのだとその人を安心させることになるのです。不変であることを認めることで、あなたは愛する人に、あなたはどこにも行かないけれども、その人の気持ちは一時的なものかもしれないということを思い起こさせることができます。その人の気持ちは変化していくでしょうし、明日には何かが良くなるかもしれません。「一緒に乗り越えていこう」と言うことで、あなたは信頼できる人だということが伝わりますし、希望を与えることができるのです。

以下にご紹介するのは、うつ病の患者さんや彼らを愛する人たちがよく言っていた言葉です。これらは、あなたがそれをどう扱うかで、失望の源にも絆の源にもなり得ます。対応次第で、うつ病に関連する激しい感情的な苦痛をエッセンシャルオイルのように和らげることができるのです。あなたの立場は、愛する人の気持ちを承認し、あなたがその人を見捨てはしないと安心させるものでなくてはなりません。それができたとき、あなたはひとつの小さな成功を収めたことになるのです。

うつ病の人の不満は、感情的な痛みを表現しているのだということを忘れないでください。言葉の内容に関する争いに巻き込まれないようにしてください。気持ちに注目するのです。

- 「僕はまったく孤独だ」

言ってはいけないこと：「そんなことないわ！　現に今、私はあなたと一緒に座っているでしょう？　私があなたのことを気にかけているというのに、それも意味がないというの？」

言うべきこと：「あなたは今孤独を感じているのね。何か私にできることはある？　私はあなたと一緒にいられるだけでいいの。一緒に孤独な気持ちを切り抜けていきましょう」

●「ああ、いまいましい！　生きていたって何の意味もないわ。生き続けることに意味はないのよ」

言ってはいけないこと：「どうしてそういうふうに考えるんだ？　君には二人の可愛い子どもと素晴らしい仕事があるじゃないか。僕は君を愛している。生きる目的がすべて揃っているじゃないか」

言うべきこと：「君は今そんな気持ちなんだね。でも、僕にとって君はとても大切で、子どもたちにとっても君は大切な存在だということをわかってほしい。一緒にこの絶望感を乗り越えていこう」

●「僕は皆を疲れさせてしまうんだ」

言ってはいけないこと：「そんなことはないわ。ほら、私は元気よ。今日はいい一日だったわ。それに、私はあなたのためにすべてのことをしているでしょ」

言うべきこと：「今あなたがそんな気持ちだっていうのはわかるわ。そうね、ときどきは二人にとって困難なこともあるわ。でも、一緒にこの息苦しい感じを乗り越えていきましょう」

●「私がいなくなったらどんな感じかしらね」
言ってはいけないこと：「馬鹿言うんじゃない！　どうしたっていうんだ？」
言うべきこと：「君がいなくなったらとても寂しいだろうな。君は僕にとって大切な人なんだ。僕は君と一緒に年を重ねていきたい。一緒に乗り越えていこうよ」

●「俺は不要な人間なんだ」
言ってはいけないこと：「もう少し気分が良くなれば、そんな馬鹿なことは言わないと思うけど」
言うべきこと：「今あなたが自分に価値を感じられないというのはわかるわ。でも一緒に乗り越えていきましょう」

●「何をやってもうまくいかない。僕は駄目人間なんだ」
言ってはいけないこと：「何言ってるのよ。あなたは高く評価されている技術者なのよ！　それに良い父親だわ！　あなたは何でも大げさに騒ぎ立てているだけよ」
言うべきこと：「思った通りに行かないときって落ち込んでしまうわよね。私も落ち込んでしまうわ。失敗したときは本当に辛いわよね。これを一緒に乗り越えていきましょう」

●「いつまでこんな気分でいなきゃいけないのかしら？　二度と良くならないような気がするわ」
言ってはいけないこと：「おいおい、終わりのないものなんてないんだよ。わかってるだろ」
言うべきこと：「そんな苦しい思いでいるのはとても恐ろしいことだね。気持ちというのは来ては去っていくものだから、一緒に乗り越えていこうよ」

●「精神分析医が投薬のために僕を精神科医に会わせたがっているんだ。抗うつ薬を飲んだりしたら、自分を騙しているような気になるだろうな。うつ病に打ち勝てるほど強くないって、自分で認めるみたいだよ」
言ってはいけないこと：「私はあなたの良くなりたいという気持ちをサポートしたいわ。だから、何をすべきかなんて言いたくないわ」
言うべきこと：「効果が見込める一番の治療法は、薬と心理療法の組み合わせだっていうのは知っているわよね。大変なことだっていうのはわかるけど、一緒に乗り越えていきましょう」

●「薬なんて飲みたくないわ。本当に病気みたいじゃない」
言ってはいけないこと：「先生が君のこと病気だって考えているんなら、たぶんそうしなきゃいけないいんだよ……」

言うべきこと：「僕は君に必要以上にうつ病で苦しんでほしくないよ。それに、うつ病が生物学的なものだっていうのは知っているよね」

●「ああ、今日は起きられたし、仕事にも行けた。でも不安で注意散漫だったから、意味のあることができたとは思えないな」

言ってはいけないこと：「どうしてあなたは否定的なことにばかり注目するの？」

言うべきこと：「きちんとできていないように思えることがあるのはわかるわ。でも、うつ病自体が話していることもあるわよね。ねえ、あなたがあなたの成功についての最も信頼のおけるリポーターとは限らないかもしれないわよ」

●「エレベーターで同僚に笑いかけたの。でも、私がいることに気づいてなかった。私なんか、いないも同然だったのよ」

言ってはいけないこと：「馬鹿なこと言うなよ！　世界が自分を中心に回っているとでも思っているのかい？」

言うべきこと：「職場に出向くことは、君にとってとても辛いことだったんだろうね。でも、エレベーターの中の全員が君に注目しているとは考えにくいんじゃないかな」

- 「僕にいったい何が起こっているのかなんて、両親には話したくないよ。知られたくないし、心配もかけたくない」

言ってはいけないこと：「私には話してくれて嬉しいわ」

言うべきこと：「私たちには、得られる助けはすべて必要よ。あなたがご両親と話すときに一緒にいられたら嬉しいわ。あなた一人で苦しんでほしくはないの」

ここでは会話の例をいくつかご紹介しましたが、私は介護者とうつ病の人との間で、このような会話や、多少の違いがある会話を何度も何度も繰り返し耳にしてきました。

愛する人は、その苦しみをあなたの心の繊細な部分に触れる形で言葉にするかもしれませんし、それが最終的には、二人の断絶へとつながってしまうかもしれません。いつかそうなることを避けるために、気分が落ち込んだときに愛する人がよく口にする言葉と、それに対してのあなたの典型的な返答を書き出しておいたほうがよいでしょう。

- 愛する人が言うこと：

●あなたの典型的な返答：

さて、先の例を参考にして、愛する人の気持ちを承認し、あなたが変わることなく傍にいるということを伝えて安心させられるような、新しい返答を考えてみましょう。

●あなたの新しい返答：

適切な限界設定（リミットセッティング）をする

適切な限界は、安心感をもたらすのに役立ちます。限界が設けてあることで、愛する人は、自分の行動が受け入れられるものでなくなったり生命を脅かすものになったりしたら、あなたが何をするかを理解できるようになります。重いうつ病のときにはすべてがどうにもならないと感じられることが多いので、限界を設けることは安心をもたらすのです。あらかじめ同意した限界を守ることで、愛する人は、助けを求めるために文字通りどん底まで落ち込む必要はないということがわかります。こうしてその人はより安心し、あなたが一緒にいるということを理解できるのです。

重いうつ病のクライアントとの間で限界を設けることは、セラピストの間では広く行われています。患者は自殺したくなったり、あらかじめ危険であると判断しておいた行動が始まったりしたときには、セラピストに連絡を取るということで同意しています。例えば、マーシャは食事を抜いていることに気づいたら、私に連絡を入れるようになっています。私たちはすでに、それがうつ病エピソードのきっかけになることを確認しているのです。

限界設定をする際には、破壊的な行動の内容を規定しておくことが重要となります。あらかじめ、あなたには何が我慢できて何が我慢できないかを、愛する人に知ってもらいましょう（第4章でグレースはジュディと電話の時間について、限界をうまく設定しています）。また、限界を守らなかった場合はどうするかを明確にし、それを一貫して守り通しましょう。担当のセラピストや精神科医は、あなた方が納得できるような方針を立てるうえで助けになってくれるでしょう。

前もって、お互いに言い争いの際の限界設定をしておきましょう。私の患者のジーンとグレンはそのようにして限界設定し、言い争いが拡大するのを防げるようになりました。グレンは二十数年前に浮気をしたことがありました。ジーンはそのときの傷を癒すことができず、グレンの逸脱行為を許すこともできていませんでした。

うつ病になってからも、ジーンは、過去の不誠実をほんのかすかにでも連想させるグレンの行動に対し、過敏になっていました。グレンがパーティーで知人の女性に声をかけたとすると、ジーンはむっつりして、彼がその女性となれなれしすぎると感じるのでした。最初の衝撃が過去をよみがえらせ、うつ病エピソードの引き金となり、ひどい抑うつを引き起こすのです。

セラピーで私はグレンに、特定の言葉や話題がジーンの感情的反応の引き金となっており、またそれは過去の一件を決して許してもらえないというグレンの傷ついた感情を生じさせる引き金になっていると説明しました。二人はもしもそんなジーンの反応が起こったら、グレンが町内を一周して来るということで同意しました。この一時中止策は衝突を和らげ、家庭内の平和を保つのに役立ちました。

ジーンとグレンは限界設定をするのに、リフレーミングというテクニックも使いました。リフレーミングは、辛い、傷ついた出来事を新しい見方、新しい光に照らしてみるようにするものです。グレンの不誠実を、あの事件以来、彼が寄り添った二十数年間の何千通りもの状況の中で見ることができたとき、ジーンは「たったひとつの過ちはあったけれど、全体としては素晴らしい結婚生活だった」と言えるようになったのでした。このことによってジーンのうつ病エピソードの頻度は減り、重症度は軽くなりました。

結局のところ、限界設定をすることは、愛する人に対してだけでなく、あなたにも適用されるものなのです。ダニエル・ゴールマンが『EQ：こころの知能指数』（31頁参照）で説明しているように、感情は伝染しやすいものです。「私たちは互いに秘められた心の秩序に基づいて、気分を伝え、受け取っている」。私たちはこれを無意識のうちに行い、それと気づかないうちに、微妙な身振りや声の調子、顔の表情といった、相手が表現する非言語的なコミュニケーション手段を真似ているのです。

愛する人と苦しみを分かち合い、その苦しみに共感を示す状況になった際に自分の限界を維持する能力は、尽きることのない空虚感であなたを打ちのめす人と関わるうえで役立ちます。

仕事や家庭でのプレッシャーからエリックは、うつ病の父親に会うのは毎朝出勤前に十五分、毎晩夕食後に十五分だけにすると決めました。彼にはできそうに思えましたし、短い時間の面会であれば腹も立たない気がしました。理にかなった限界を維持することは、強い味方になるうえでのひとつの手段です。あなた自身が燃え尽きたように感じ、落ち込んで身動きが取れなくなっていたら、愛する人を安心させるのは難しいことです。*限界設定をすることは、あなたが安定して、安全な状態で変わらずにいることを伝えるための基本的な方法なのです。

衝突を解決するために家族の話し合いを行う

家族の話し合いは、コミュニケーションの仕方を改善する、問題解決の手段です。これはあなたと愛する人二人だけでも、あるいは関心を共有する親密な家族メンバーとの間でも、気がかりな事柄について話し合うために一定の時間を設けるきっかけになります。このような話し合いは、週に一度とか月に一度、定期的に行ってもよいでしょうし、予想外の緊急事態が起こって必要となった際に日時を決めて行ってもよいでしょう。始める前に議題ははっきり決めるようにしましょう。一度にあまりにも多くのことを取り上げようとすると、混乱してしまいます。本題と関係のない愚痴や過去の出来事を持ち出して、話し合いを混乱させないようにしましょ

＊訳注：限界設定（リミットセッティング）とは、もともと精神科医や心理療法士が患者の治療をする際、「面接時間を三十分とする。それ以上は超えない」「週に一回の面接をする。それ以上は原則しない」など、治療上の取り決めをいう精神療法の術語です。この治療設定の構造化は、とりわけ境界性パーソナリティ障害の患者にとって規則を守ることを通し人格的成長を促す効果をもつことがあります。限界設定は医療者の負担を過大なものとしないようにし、医療者が余裕をもって治療にあたる意味でも重要です。著者は、家族、友人等がうつ病を患った愛する人を支援する局面においても、同じ限界設定の手法の必要性を説いているのです。

う。あなたがやり場のない気持ちでいるとしたら大変なことかもしれませんが、これは話し合いを成功させるうえで必要なことです。電話や他のことで話し合いが中断されないように気をつけ、例えば四十五分なら四十五分と、決めた時間の枠内で終わらせるようにしてください。

このような話し合いでは、参加者全員が同じだけの発言時間をもてるようにしなくてはなりません。全員が、自分の話を聴いてもらえていると感じられるようにしてください。平等であるということが、愛する人に自分のことを重要だと感じさせ、責任感をもってもらううえで役に立つのです。

自分の心の状態については、その表現の仕方に気をつけてください。非難や軽蔑など、不適切なやり方で気持ちを表現してしまうと、大きな諍いを引き起こすことになります。あなたが愛する人の立場を理解しているということをわかってもらえれば、その人は話し合いでもより協力的になってくれるでしょう。

自分の本当の気持ちを隠さないでください。本当は「こんな状態ではもうやっていけない」と言いたいときに、「君がとても落ち込んでいるから、君を煩わせたくないんだ」などとは言わないでください。自分の言ったことをはっきり理解してもらえたかどうか聞くことが大切です。「私の言ったこと、わかってくれた？」と尋ね、確認してもよいでしょう。

話し合いを始める際は、慎重に進めてください。適切なコミュニケーションがとれれば、家族間の親密さを深めることができます。以下の提案は、意義のある、うまくいく会話の土台を築くうえで役に立つかもしれません。

◆1　自分たち自身がくつろぐ

あなた方が身体的にも感情的にも同じようなレベルにあるなら、それが役に立ちます。自分たちが同じ土俵にいると感じ、腰を据えて、焦点を絞って抱えている問題について話し合えば、本当の意味で他の人が言うことを聴こうと思うでしょう。

◆2　真剣に聴く

相手の話に耳を傾けるということは、コミュニケーションの積極的な形です。話を聞いてもらっている人は、自分は気にかけてもらっていて、尊重されていると感じます。聴くということには互いへの敬意が含まれているのです。話し合いをうまく進めるためには、聴いてもらえていると感じられることが必要です。うつ病の愛する人が、あなたや他の家族の話を遮るときには、順番が回ってくれば皆がその人の話を聴くのだということを思い出させてください。今は聴く側だということです。もちろん、同じことはあなたを含め、すべての参加者に当てはまります。

話を聴き終わった後で、自分が誤解されていると思ったら、「僕の話を聴いていなかったね」

と言えばよいのです。何度でも挑戦しましょう。穏やかに話し、別の表現で説明してください。

◆3 アイコンタクトをとる

詩人たちは、目を心の窓と呼びました。感情、特に愛情は目を通して表現されます。生まれての幼い頃から、私たちは皆、この非言語的な合図を理解してきました。話しながら愛する人の瞳を覗き込めば、あなたの関心がその人に、その人だけに向けられていることを伝えることになります。

愛する人が目を伏せがちなら、床を見つめていたらその人が感じていることを知るのは難しいと、穏やかに伝えましょう。「あなたが何を言わんとしているのか、それをつかみ損ねたくないの」と言ってもよいでしょう。

その人があなたの目を見ることができなければ、「そのままでも大丈夫。とにかく聴いているからね」と伝えましょう。おそらく、あなたが話し合いを続ければ、変わってくるでしょう。相手がやりたくないことは強制しないでください。

同じように、あなたが目をそらしがちであれば、話したり聴いたりする際のアイコンタクトの重要性を思い出してください。

◆4 威嚇的でないやり方で質問する

好奇心の要素を含む、自由な形式の質問をお互いにすることも役に立ちます。「ジャネット、君に起こっていることを、僕にもわかるように説明してもらえないかな？」と言ってみてもよいでしょう。できるだけ穏やかな声で話してください。これが話し合いの扉を開きます。

皆が、それぞれが感じていることを理解しているということが極めて重要です。そうでなければ、そうできるまで違う方法で尋ねましょう。しかし、相手を困らせないようにしてください。少しでも理解できるようになったら、どの部分がわかっていて、どの部分がわかっていないかを説明してください。

もし怒りを感じているなら、話す前にその激しさが収まるまで待ちましょう。

◆5 忠実に描写する

前に説明したように、相手の気持ちを忠実に描写することは、**愛する人**が感じていることを**あなた**が理解していると伝えることにより、その人の経験を承認することになります。愛する人の気持ちを忠実に描写することで、あなたがその人を理解し、尊重していることを示すことができるのです。

◆6 行動と性格を区別する

相手との関係をお互いに良いものだと感じ、自尊心を保つためには、混乱させたり苛々させたりする行動と全般的な性格を区別することが重要です。

例えば、ジーンは、グレンの浮気という許しがたい行動を、彼が彼女を欺く卑しい人間だという考えから切り離すことにしました。彼女はグレンの性格、つまり、彼女への変わらない献身、根底にある優しさと愛を思い出すことによって、それを実行しました。

あなたの気持ちにこだわってください。愛する人の性格を非難するより、「私は傷ついて、腹が立って、途方に暮れているわ」と言ったほうが受け入れやすいのです。こうすることで、愛する人は防衛的になりにくくなります。

行動と性格を切り離せるようになれば、受け入れがたい特定の行動があったとしても、お互いに尊重し続けるということを相手に伝えることになります。

◆7 思い込みを明確にする

傷ついたと感じているときには、愛する人が話した言葉や行動を歪めてしまうことがあります。もし自分の妻が床に就きたがっていることに腹を立てたら、あなたは怒りのあまり、うっかり「僕から離れたくてしょうがないんだな！」と口走るかもしれません。実際、彼女に必要だったのは、少しあなたと距離を置くことだったのかもしれません。あるいは、まったく逆のことが必要だったのかもしれません。彼女はあなたとやり直すために、静かな時間を設けて頭を冷やそうとしていたのかもしれません。

認知行動療法の創始者、アーロン・ベックは、このような基礎的な、害を及ぼす可能性がある先入観を「自動思考」と名付けました。この思考は、人間関係に非常に大きな亀裂を生み出してしまいます。というのは、それによって同じことを繰り返し思い出し、現在の状況を、過去の傷という歪みをもたらすかもしれないレンズを通して見ることになるからです。

このような言語化されることのない思い込みに目を向けるための効果的な方法は、愛する人に、状況を明確にできるような質問をすることです。先ほどの状況では、動転した夫は、「君は僕から離れたいって思っているのかい？」と尋ねることができるでしょう。

おそらく妻の返答は、「そんなことはないわ。怖いの……。どうしていいのかわからない。考えをまとめようとしてるの。あなたにいてほしくないなんて思ってないわ。あなたが隣の部屋にいるってわかれば安心できるわ」といったものになるでしょう。

◆8　あなたのアンテナを、非言語的なコミュニケーションに向けておく

顔の表情、身振り手振り、そして沈黙でさえ、すべてが、理解され明確にされるべき気持ちを

伝えています。愛する人は、「心配しないで。大丈夫」と言うかもしれませんが、落ち込んだ背中と重い足取りが本当の気持ちを表しているのです。

◆9　愛を表現する

愛は持続するもの、怒りは一時的なものです。話し合いの中で怒りの感情があらわになるとしても、根底にある愛情と互いを思いやる気持ちを表現する何らかの方法を見つけることが大切です。こうすることで、困難にあっても関係をしっかりとしたものにすることができるでしょう。あなたはこんなふうに言うことができます。「結局、僕らはうつ病が襲いかかってくる前と同じなんだよ。何があっても、あなたが僕の母親だってことに変わりはないんだ」

親密さを保つためのその他の方法

ここまで私は、言葉の上での親密さを維持することによる、愛する人を安心させるための方法をご紹介してきました。しかし、相手への気遣いを伝える方法は他にもたくさんあります。実際、私が心理学専攻のすべての課程で頭に叩き込んできたように、私たちのコミュニケーションのうち、たった七％だけが言葉によるものなのです。残りの九三％は、顔の表情やイントネーション、身振り手振りなど、非言語的な合図に基づいています。

私のうつ病患者のとても多くが、言葉なしで、ただ抱きしめられることを嬉しく思っています。触れるということがもつ癒しの力は、特にそれが相互的なものであるとき、とてつもなく大きなものとなります。抱きしめる、手を握る、優しくなでる、キスをする、愛を交わす、これらはすべて安心感を広げるための簡単で直接的な方法なのです。

しかし、そのような経験をお互いに受け入れられる関係性にまで到達することは、とても難しいことでしょう。壁を打ち破る方法のひとつは、ただ一緒に座って音楽を聴くというものです。私の両親はよく一緒に「ローレンス・ウェルク・ショー」というテレビ番組を見ていたものです。ふたり揃ってハミングし、幸せな時代に戻るひとときに夢中になっていました。母が闇の中にいるときですら、二人がこの番組を見ないことはありませんでした。

音楽には人を落ち着かせる力があるため、人はお互いを受け入れることができるようになります。エリザベス・ワーツェルは、『私は「うつ依存症」の女』（39頁参照）の中で、どれほどボブ・ディランとブルース・スプリングスティーンのしわがれた声が、多くの苦しい夜を切り抜けさせてくれたかについて語っています。元上院議員で大統領候補者だったボブ・ドールですら、フランク・シナトラの「ユー・ウィル・ネバー・ウォーク・アローン」を聴き、第二次世界大戦で負った傷から立ち直るための支えとしていたのです。「戦後、リハビリテーションを受けていたとき、一日に三、四十回は聴いていた」と一九九六年の大統領予備選挙の際に支持者に訴えていたことをニューヨーク・タイムズ紙が伝えています。「助けが必要なとき、あるいはひらめきが必要なとき、何度も何度も何度も繰り返し聴いていた」ということです。

安心を与えるためのその他の簡単な方法は、よくあるバンパーステッカーのアドバイスに従って、「何でもいいから思いやりのあることをする」です。ささやかで思いもよらないような、しかし、小さな励ましや希望を与える思いやりのあることをしましょう。焼きたてのクッキーや花束、新しいCDを買って帰りましょう。私の父は、シーズという地元の菓子店のチョコレートのギフトボックスを買ってきては、母を驚かせていたものです。そのたびに母は、シカゴ時代、若かった頃に食べていたフェニーメイのお菓子を思い出していました。「あっちのほうが良かったわ」。憂うつさの中に微笑を浮かべて、母は言ったものです。「でもこれも悪くないわね」と。

このような思いやりある行動は、苦労や説明なしで気遣いと優しさを伝えることができます。ただそれだけで力になるのです。愛する人が抑うつ的であれば、とても役に立ちます。

二人にとって大切なのは、うつ病を切り抜け、絆と親密さを生み出す何らかの親切な行動を身に付けることです。優しさに満ちた時間を大切にし、楽しんでください。それはあなたと愛する人を安心させ、強い味方としてのあなたの役割の重要な部分となることでしょう。

愛する人があなたが努力していることを拒むなら――無視したり、敵意すら感じるようであれば――、少なくとも自分はできることをすべてやっていると考えて、自らを安心させることが大事です。不安、混乱、対立、誤解の真っただ中で誰かに親切にしようとし続けるのは大変なことです。拒まれたことを自分のせいだと受け取らないで、それをうつ病によるものと考える、リフレーミングを練習する、そしてなすがままに任せる、ということを思い出すのが最善でしょう。

もし、うつ病が性的暴行や身体的攻撃のようなトラウマの出来事と関連があるなら、これらの簡単なテクニックはあまり効果が出ないので気をつけてください。このような深い傷に対しては、かかりつけのセラピスト、心理士、精神科医に助けを求めることが最善策です。

次からのいくつかの章で、最も一般的なうつ病治療について見ていくことにします。

第6章 心理療法に希望を見出す

私の患者のマイクは、いくつかの喪失体験の後、最近またセラピーにやってきました。母親が亡くなり、会社の規模が縮小して援助もなく一人がむしゃらに働かなければならなくなり、そして親友でもあった同僚たちが彼のもとを去ってしまったのでした。マイクは誰を解雇するかについて、多くの判断を下さなければならない立場にいました。

これらすべての出来事が彼を憂うつにさせました。彼は「生き残った者の罪」の冗談を言い、やめていたはずの煙草を吸い始め、夜をやり過ごすために次第にマリファナに頼るようになっていきました。家でも人を避け、夜と週末をガレージでだらだらと過ごすようになりました。こうしたことが結婚十二年目になる妻ジュリーとの関係に大きな影響を与えていることはわかっていました。二人はセックスも、話し合うことさえもしなくなっていました。彼には自分が困った事態に陥っていることがわかっていました。

私たちはただちに薬物療法を受ける必要性について話し合い、心理療法に加えて、薬物に詳しい精神科医（精神薬理学者）の診察が必要だという結論に達しました。その後、薬物療法と心理療法の方針が決められました。

十日と経たないうちに、マイクは状態が良くなりました。見違えるように、彼は私たちの目の前でかつての彼に戻ったのです。マイク、ジュリー、私の三人は大喜びしました。そして私は、マイクの「奇跡的」な回復は、古い伝道集会で松葉杖を壊し、「歩けるぞ！」と叫び、それに人々が「ハレルヤ！」と応えるシーンを思い起こさせたと冗談を言いました。

これは良い知らせです。つまり、うつ病に苦しむ人の九〇％に、マイクと同様の速さでの症状の緩和が見られるということです。愛する人の病気もそれに当てはまるとの希望をもつだけの理由はあります。より難しいケースでさえも――残る一〇％――、期間は長くなりますが、薬物療法と心理療法の組み合わせはうまくいくのです。

これを知っておくことが大切です。というのは、愛する人がうつ病のときは、不安でどうしてよいかわからなくなり、以下に示すように、回復の可能性について自問自答してしまうからです。

- 治療は必要なのか。
- もしそうなら、まずはどんなものが最も良いのか。
- 心理療法と薬物療法など、一種類以上の治療法が必要なのか。それらを同時に受けるべきなのか、交互に受けるべきなのか。
- どのように治療を受けさせればよいのか。
- どのくらいの頻度で治療を受ければよいのか。それは月日が経てば変わるのか——意気消沈した状態から抜け出してきたときには、より多く治療を受けるべきなのか、少なくするべきなのか。
- 薬物療法は必要なのか。それは効果があるのか。薬に依存するようになってしまうのか。
- どんな副作用があるのか。それは一時的なもので、ずっと残るものではないのか。
- 入院する必要はあるのか。
- 回復するまでどのくらいかかるのか。
- どうやって再燃を防げばよいのか。
- どのような見通しをもてばよいのか。
- どうやってサポートすればよいのか。

この章と続く何章かで、愛する人にとって利用可能な多くの治療プランを選別し、そしてあなたが強い味方として、その人が効果的な治療プランを探し出し、それを維持するサポートができるようにお手伝いしていきたいと思います

あなたが信じていることと反対であっても、現代のうつ病治療はかなり効果があるということを覚えておいてください。しっかりと治療を行えば、それは友情、夫婦関係、そして人生を救ってくれるのです。

落ち込んだ気分に取り組む

愛する人が単に落ち込んでいるだけであれば、心理療法や薬物療法は必要ないかもしれません。自分一人で気分を改善する方法や、その人が不調から回復するようあなたが働きかけられる方法があります。第2章で述べたように、落ち込んだ気分は本格的なうつ病と同じではありません。愛する人が落ち込んだ気分に抗って闘っている場合なら、愛する人は忠告に従うことが可能で、気分を良くするための現実的な行動を起こすことができます。

前章で見てきたように、あなたの励ましや支持的な言葉は、愛する人の不安を緩和することが

できます。さらに、否定的な考えに目を向けさせることもできます。いかに自分が自己に対し批判的であるかに気づけば、その人は、いかに現実を歪めてしまっているかを認めることもできるでしょう。

例えば、大きな損失を出した後に、愛する人が「俺は駄目な男だ。事業はちっともうまくいかない。この先もずっとこのままなんだ！」と断言したら、あなたは穏やかに彼に次のことを思い出させることができます。

- あなたは彼がなぜとても落ち込んでいるかを理解している。大きな損失を出すのは恐ろしいことであり、それで動揺するのは当然のことである。
- 今は損失が出ているが、かつて思った以上の結果を出した、創造的な解決策を考え出したことがある。
- うまくいっていた時期もあった。以前の成功をひとつひとつ順を追って尋ねていくこともできる。
- この損失から立ち直ることができれば、再び成功する可能性はかなり高い。

このようにサポートを提供し、現実を思い出してもらうことで、愛する人は人生のほとんどの出来事は一時的なものであることを思い出し、平静さを取り戻すことができます。他方、もしも否定的な考えを反芻し続けるなら、負のスパイラルの引き金が引かれてしまい、落ち込んだ気分は本格的なうつ病になってしまいます。したがって、あなたがこれらの認識を再構成し、一緒に楽しめる活動をしようと提案することが役に立つのです。社会的な交流は大いに気晴らしになります。コメディやアクション・アドベンチャー映画、運動やスポーツも同様です。第10章では、落ち込んだ気分を打ち破るための活動のアイデアをより詳しく見ていきます。

愛する人が治療を受けるよう働きかける

あなたの努力に対し愛する人の憂うつに変化がないなら、治療を受けるよう手助けをすることが大切です。うつ病は家族の病気なのです。

うつ病はそれ自体、無気力や悲観、絶望感をもたらすものですが、そのせいであなたの愛する人は何かを成し遂げようとする気をもつことが難しくなってしまいます。そのため、その人にぜひとも必要な助けを得られるように、あなたが働きかけを行うということも出てくるでしょう。

これは、思ったよりも大変なことになるかもしれません。私の父は、入院させることで愛する人から自由を奪うのはとても難しいことだと気づいたと言いました。父だけではありません。国立精神保健研究所によると、うつ病治療を受ける必要がある人のうち、三分の一しか実際には治療を受けていないのです。

あなた、あなたの愛する人、家族、そして医療チーム、このすべてが、うつ病からの回復のために重要な役割を担います。フロリダ大学の生物精神医学者、マーク・S・ゴールドが著書*で述べているように、「日々、患者を直接診察したり、薬を処方したり、あるいは心理療法に加え、家族が参加する面談もときどき行われている」のです。今日、標準的な治療では、セラピストはうつ病患者を治療するだけでなく、患者の生活における社会的なつながり全体を治療することも求められています。あなたの関わりも不可欠なのです。実際、あなたや家族はすでにセラピーに参加しているかもしれません。ゴールド博士は、「患者、医師、そして家族皆が治療プランを構成する部分である。もし、参加する全員が行われている治療がどんなもので、何が期待できるかを理解していなければ、治療プランは役に立たない」と述べています。

愛する人が治療を受けるのを手助けすることが、あなたにとって最も重要なステップのひとつだということを信じなければなりません。あなたには何ができるでしょうか。ある程度、それは

---

*Gold, Mark S. *The Good News About Depression.* New York: Bantam Books, 1995.（未訳「うつ病についての良い知らせ」）

その人との関係と、うつ病の重症度に左右されます。

◆子ども

八歳のテディは、数カ月前の両親の怒りに満ちた離婚と、父親の突然の家族からの脱退の後、小児期うつ病の兆候を示していました。自らを新しい「一家の男」であると宣言し、怒った親のように振る舞い始め、弟をこき使ったり怒鳴ったりぶったりしました。彼は感情的に退行してしまったようでした。些細なこと、例えば、弟が牛乳をこぼすといったようなことで、テディは発作的に涙を流したものです。自分を落ち着けようとして、シャツの襟の角をかじったりもしていました。

母親のエミリーがテディを落ち着けようとしても、彼は押しのけました。しかし、別のときにはまとわりついて、めそめそした声を出しました。「テディに私が唯一近づけるのは、彼の具合が悪くなったときだけなんです」。エミリーはそう不満を口にしました。よくあることですが、子どもがうつ病になったことを把握するのは難しいのです。

子どもが治療を受けられるよう手助けするための課題は、まず子どもがうつ病であることを認め、受け入れることです。第2章で説明したように、子どものうつ病の症状は、愛着や反抗といった正常な発達上の行動に隠れてしまうことがあります。また、注意欠陥障害やその他の学習障害は、多くの学童期の子どもにフラストレーションを与えるものなので、抑うつ的要素を含んでいるということを覚えておいてください。適切に診断され治療されれば、そのフラストレーションに関連する不安や抑うつは著しく改善します。

うつ病の子どもは、悲嘆や睡眠障害といった通常のうつ病の兆候を示したり、明らかな医学的根拠のない身体の不調を訴えたり、テディのように、攻撃的で破壊的な行動をとったりします。教師、カウンセラー、牧師は、その子がその子らしくない――学業への関心を失ったり、以前はとても楽しんでいた遊び、活動、趣味などを楽しんでいない――ことに気がついているかもしれません。

お子さんがうつ病なのではないかと思ったら、まずはかかりつけの小児科医のもとで徹底的な身体検査を受けましょう。第1章で、うつ病のように見える多くの病気があることを説明しました。身体的な兆候が見られなければ、医師は治療のために、お子さんや家族に適したセラピストを紹介することになるでしょう。

◆十代の子ども

特に親が無理強いすると、十代の子どもたちは助けを得ることを渋ります。いつもとは違うと思われることを恥ずかしく思ったり、親が彼らの気分の状態をしつこく追究しようとすることで、生まれつつある自主性が侵害されているように思ったりするのです。「あんたにはわからないよ」というのが、よく聞かれる言葉です。

思春期の子どもを助けるには、まず、あなたとの衝突が正常な十代の反抗の範囲を超えていないかどうか確認することです。スポーツや他の活動への関心を失ったり、成績が低下したり、新しいグループと付き合ったり、めちゃくちゃな睡眠パターンを示したり、あるいはアルコールやドラッグを使用したりといった兆候に、あなたは気づき始めているかもしれません。私は、思春期の子どもがうつ病かどうか判断する際には、自分の直観を信頼するよう親御さんたちにアドバイスしてきました。すぐに十分な対応をしなかったことを後悔するより、用心しすぎるほうがよいのです。

もしお子さんが、「あんたにはわからない」と言ったら、「その通りかもしれないわ。助けを求めましょう!」と言うことができます。私が取り組んできた思春期の子どものうち、九五%は、助けを得られることで安心します。彼らは苦しんでいるのです。

お子さんがあなたの努力に対してさらに抵抗するのであれば、スクールカウンセラーやお子さんの友達、仲間の助けを求めましょう。最も効果的な対応の仕方を、精神保健の専門家に相談する必要もあるかもしれません。うつ病の大人への対応の仕方の中には、十代にも有効なものがあります。後でご紹介する提案の中には、試したくなるものもあるのではないでしょうか。

他の方法が何も受け入れられない場合、お子さんに「厳しくする」ことを勧める専門家もいます。本人が躊躇したとしても、外来治療もしくは入院治療、あるいは薬物や施設での治療プログラムを導入するということです。これは特に、お子さんが自殺を試みたり、薬物やアルコールを乱用したりしている場合に当てはまります。しかし、緊急で正当な理由がない限りは、極端な行動をとる前に、後で示す提案を試してみることが大切です。

繰り返しますが、どんな治療を受けるとしても、その前に徹底的な身体検査を受けることが重要です。

◆成人した子ども

お子さんが成人で（だいたい十八〜三十歳）、うつ病なら、本人が治療法を探すことに対してあなたが口を出すのは難しくなります。この場合、兄弟姉妹や友人、あるいは本人が尊敬している恩師、親戚などに協力を求めるほうが効果的だということにあなたは気づくことでしょう。お子さんとこの人たちとの関係は、通常の親子間の緊張によって曇らされてはいないので、彼らはあなたよりもずっとうまく、お子さんに言いたいことが言えるかもしれません。

うつ病の若者の親たちが直面する困難のひとつは、自己のコントロールを放棄したがらないということ、お子さんの側の了解可能な態度に向き合うことです。お子さんの世話をすることと気遣うことは違うので、前章でも述べましたが、あなたが過度に関わってしまうと、お子さんから自分自身の幸せに責任をもつ機会を奪ってしまい、それがうつ病を悪化させてしまうことがあるのです。

まずは、あなたの気遣いを伝えることです。本人の自主性を尊重すると同時に、あなたにできることがないかを尋ねましょう。例えば、「ジョン、具合が悪そうだし、やれないことも多いみたいね。どこか悪くなっているんじゃないかと心配だわ。あなたが自分で事態を解決できることを誇りに思っていることは知っているわ。何か、私で力になれることがあるかしら？」

お子さんが、抱えている問題や症状について話し合うのを渋るようであれば、友人やパートナー、兄弟姉妹、同僚など、お子さんと有意義で信頼のおける関係を築いている人であれば誰にでも、協力を求めなくてはなりません。あなたの努力は、いかにお子さんをコントロールするかではなく、いかにして助けるかに向けなければなりません。168～169頁で、このような状況に役立つアドバイスをご紹介しています。

お子さんが三十歳を過ぎていれば、あなた方の関係は、親子というよりも親友のようになるものです。あなたの愛情のこもった慰めと気遣いは、本人の自主性を尊重することと組み合わさって、病気への対応の特徴となります。

実際、あなたはお子さんの行動に大きな影響を与えることはないかもしれませんが、あなた自身の行動には、確実に影響を与えています。うつ病の若者との最善の関わり方を模索しているなら、セラピストに相談することが役に立つでしょう。

◆配偶者

パートナーに、うつ病のようだが治療すれば治るかもしれないと指摘することは、愛情と気遣いの表れです。うまくいけば、その人はあなたの意見を受け入れ、協力的になるでしょう。しかし、本人があなたの気がかりに耳を傾けるのは難しいことかもしれません。結局のところ、あなた方は共に暮らしており、当の本人はそのような言葉を、侮辱や脅し、さらなる言い争いをたきつけるものとして受け取ってしまうかもしれないのです。

私の両親もこの問題を抱えていました。父は、どうやって子どもを一緒にもち、育て、将来を築いていけばよいのか、そしてどうやって人生のパートナーが苦境に陥り、もはや自分のために分別のある決断が下せないと判断すればよいのか、途方に暮れていました。確かに、父が母に治療を受けるようにと勧めたとき、母はそれをまじめに受け止めていませんでした。そして父はよく、母に治療を受けるよう強く主張する意志もノウハウももっていないことを嘆いていました。この障害は父にとってあまりに大きすぎるものでした。しかし、あなたが途方に暮れる必要はありません。

私は——永遠に失われてしまったものを取り戻すことができればと願いながら——父が母の

気の進まない様子にいかに打ち勝ってきたかをよく思い起こしてきました。もし父が、私が学び、患者に用いてきたステップに従うことができていれば、おそらく母は、もっと必要としていた治療を受けていたことでしょう。

以下に紹介するステップは、どうしても必要なものでありながら、パートナーが治療を拒む場合にあなたが検討すべき事柄です。これらの基準は、単なる落ち込んだ気分ではなく、本格的なうつ病が見られるときのためのものです。

1　あなたが世話を引き受けること、そして、あなたの介入への愛する人の抵抗に対してあなたが持ちこたえることが、愛情と気遣いの不可欠な要素であることをはっきりと意識する。

2　かかりつけの医師や牧師、* セラピスト、その他の医療の専門家に、あなたと共に取り組んでもらえるよう協力を要請する。

3　心の中で十分に納得し、外部からのサポートが得られたら、「チーム」と共に、何が起ころうともあなたが実行できる現実的な計画を練る。

4　愛する人、チーム、そして、親しい友人や親戚など、あなたが必要とし、頼れる人たちが参加する話し合いの場を設ける。

5　話し合いの中で問題を解決し、互いに納得のいく計画を立てる。うまくいけば、愛する人はあなたに協力してくれるでしょう。

6　愛する人が協力を拒み続けるのであれば、あなたがどうするつもりかをはっきりと伝える。例えば、「あなたを病院に連れていって、検査か、医師の治療を受けてもらうための準備をしているわ」。同時に、すぐに行動に移せるようにしておく。もちろん、強制するよりも、「やってみる」ことに協力してもらえるほうが嬉しいということを伝えなければならない。

7　いずれの場合も、あなたがパートナーのことをとても気遣い、愛しているからこそ、その人を助けるために必要な行動は何でもとるつもりであるということを強調する。

私の経験では、これらすべての要素――特に行動に移そうという気持ちの上での決意――が揃えば、愛する人が適切に応じてくれる機会がめぐってくるでしょう。あなたが何を言わんとしているかを理解できたとき、愛する人はあなたの率直さと強さに安堵を感じるかもしれませんし、反抗をやめた子どものように振る舞うかもしれません。

ベティとジャックもそのような経験をしました。勤め先が再建中のときに、ジャックは早期退職を強いられました。彼はこの嵐をうまく切り抜けていたかもしれません。というのは、喜ばし

＊訳注：日本では、僧侶をはじめとした宗教関係者が精神疾患の相談窓口となることはあまりないと思われます。アメリカでは、牧師が精神疾患の治療支援の一翼を担っていることが窺われます。

くない握手を受け入れたほんの一カ月後に急に受けることになった背中の手術がなければ、彼は地域担当営業部長の職を辞するのを楽しみにしていたからです。手術後、徐々に回復していく一方で、ジャックには新しい、不幸な人生の先行きについて思い巡らすたくさんの時間がありました。ほどなく彼は重いうつ病になってしまいました。

ベティは夫の気分が悪くなっていくのを見ていました。夫が朝、髭を剃ったり着替えたりすることをやめ、長時間ベッドの中で過ごし、じっとテレビに見入っているとき、彼女は最悪のことを考え、怖くなってくるのでした。ベティはジャックに専門家の助けを得るよう懇願しましたが、彼は拒みました。「いや、僕は大丈夫だ」。彼はしきりにそう言っていましたが、彼の態度や行動はそれと矛盾していました。

ベティは傍観することも、何もしないでおくこともできませんでした。しかし、行動を起こそうと決意するために、彼女は成人した子どもたちや親友のサポートを求めました。彼女はそれぞれに状況を説明し、こう言いました。「こうならないようにと願っていたけれど、昼か夜、私たちと一緒にいられるかどうか教えて。家族の話し合いに出てもらったり、精神科の診察を受けにジャックを病院へ連れていったりするときに、声をかけてもいいかしら?」

全員がベティの力になることに同意し、なかには助けを求めてくれたことに感謝する人さえいました。こうしたサポートがあって、ベティは行動を起こすことを決意しました。彼女はジャックに、自分が問題だと考えていることを説明しました。「ねえ、あなた、私は本当にあなたのことが心配なの。あなたのこんな姿、これまで見たことないわ。すごく落ち込んでいるみたいだもの。マーシー先生に電話して、病院に行ってあなたに何が起こっているのかを診てもらう必要があると思うの」

家族や親友のサポートがあったので、ベティは夫に、彼の状態について穏やかに話せると信じていました。そして驚いたことにジャックは、「君が言うことは何でもするよ」とだけ言いました。「マーシー先生にあなたが連絡をする？　それとも一緒にする？」。ベティは尋ねました。「一緒に部屋にいてくれ」

二人で病院へ向かう準備をしているとき、ベティはジャックに、この一大事にはサポートが必要だと説明しました。「子どもたちとキャンベル一家に連絡して、病院で私たちだけにならないように来てもらうことにするわ」。彼女はそう言って受話器を取りました。ジャックとベティは、二人のことを最も愛し気遣ってくれる人たちに病院で迎えられたのでした。

頼りになるチームの存在は何よりも重要です。アメリカ国立精神保健研究所は、一般向けの情報誌の中で次のように明快に述べています。「うつ病は病気であって弱さの表れではないと理解している親しい親戚や友人が、うつ病の配偶者に治療を求めるよう説得できることが多い」。ここでも、あなた自身のためにセラピストのサポートを求めることが助けとなるかもしれません。

◆友　人

うつ病になったのが親友なら、若者の場合と同じように、望むほどには自分が影響を与えられないことに気づくかもしれません。若者に対応するにあたって、家族や同僚、他の友人に協力を要請するために私が提案したことは、この状況でも役に立つでしょう。当然のことですが、もし友人があなたに自殺を考えていると打ち明けたら、適切な家族に連絡したり、行動を起こしたりする努力を怠ってはなりません。

◆高齢者

加齢に生来伴う喪失——友人や愛する人の死、病気による衰え、かつては活気があった生活に制限が加わること——はしばしばうつ病を引き起こします。親が歳をとるにつれ、あなたが彼らの親の役目を果たすこと——検査や治療の管理を引き受けること——を求められるのは辛いことですが、避けて通ることはできません。

非常に多くの身体疾患や薬の副作用がうつ病に似ていたり、うつ病を引き起こしたりするため、もしあなたの愛する高齢の人にうつ病の症状が現れているなら、徹底的な身体検査が不可欠です。その人が忘れっぽくなっていたり、混乱したりしているようであれば、あなたか他の信頼のおける人が病院へ付き添い、これまでの病歴が完璧に揃っているかを確認し、今飲んでいる薬を（薬局で購入したものも含めて）すべて報告しなければなりません。

身体的な原因が見つからなければ、医師は老年精神保健の専門家を紹介することになるでしょう。抗うつ薬が必要な場合には、処方を行う精神科医や医師は、服用中の他の薬をすべて知っておかなくてはなりません。

愛する人が治療を拒むようであれば、私が先に提案した、渋る配偶者のためのシナリオが役に立つかもしれません。高齢者専門のソーシャルワーカーにチームに加わってもらうのもよいでしょう。数年前に脳卒中を起こした後、私の母はうつ病の発作を起こしました。母の状況に対処するために私たちが雇ったソーシャルワーカーは、病院側が甲状腺治療に必要な薬の量を誤って記載したせいで、うつ病が悪化したことを突き止めました。彼の参加が大きな違いを生んだのです。

治療に何を期待するか

治療は、愛する人の参加があってはじめて効果が出るものです。したがって、推奨されるどのような治療法であれ、愛する人がついてこられるものでなくてはなりません。どんな治療法であっても、愛する人の相談を受ける専門家は、診断が決まり次第、治療目標と優先項目を設定しなくてはなりません。それには以下のことが含まれます。

- 症状の緩和
- 家庭や職場において「正常の」機能に戻ること
- 再燃の予防

さらに、愛する人には、治療期間とその効果が知らされるべきです。マーク・S・ゴールドが説明しているように、「精神医学では、最良の患者は良い教育を受けた患者」なのです。第11章では、あなたと愛する人がセラピストに期待できることを詳しく説明します。

効果的な心理療法

一冊の本が、何らかの意味のある方法で、うつ病の人の助けとなるすべての心理療法を説明することは不可能です。しかし、ひとつの特徴として、認知行動療法は、うつ病を治療するのに効果的な方法として常に文献では取り上げられています。

愛する人が選んだセラピストがその人を援助するうえで、この種の心理療法の専門家である必要はありません。認知行動療法は、さまざまな異なるタイプの臨床実践に組み入れることができるのです。

いくつかの研究では、臨床的なうつ病になったとき、その人にはセラピストが威圧的でなく、積極的に支援に関わっていると感じられる必要があると指摘されています。重いうつ病の人は、より受身的な治療的立場を気遣いの欠如と誤解するかもしれず、それが状態を悪化させることもあります。一方、セラピストがクライアントの行動に過度にのめりこむようであれば、それは本人が自ら回復への責任をもつことを妨げてしまうかもしれません。紙一重なのです。これらの事柄はすべて、あなたと愛する人が理解し同意する治療プランの一部として話し合われなければなりません。

認知行動療法

認知行動療法は、ペンシルバニア大学の精神科医、アーロン・T・ベックによって、特にうつ病に対処するためのアプローチとして開発されました。

これは、思考が感情に影響を与え、感情が思考に影響を与えるという理論に基づいています。このアプローチを用いるセラピストは、あなたの愛する人が「僕は馬鹿だ、大馬鹿者だ。馬鹿だ、馬鹿だ、馬鹿だ」といった自己破壊的な自動思考と、その根底にあるさまざまな思い込みに集中する手助けをします。この意識的な信念は、ベック博士によると、「外的な出来事と、その出来事に対する感情的な反応の間にある」ものなのです。多くの場合、この種の思考や信念はとても頻繁に急速に生じるため、私たちはそれに気づいていません。

セラピストは、「あなたはあらゆる状況で馬鹿なのですか？　それとも、先日、先週、もしくは先月、馬鹿な振る舞いをしなかった状況はありませんでしたか？」などと質問することで、このような自動的で意識下にある自己批判的な言葉に挑んでいきます。それらを認識し、追い払うことができたとき、愛する人の自分自身に対する感情は改善されていきます。

大きな損失を出した後で落ち込んでしまった、営業マンのデヴィッドのケースを見てみましょう。臆病さから抜け出すよりも、自らを無能と認めたことで、デヴィッドは本当にうつ病になってしまったのだと想像してみてください。認知療法のセラピストは、デヴィッドの自虐的な言葉、「俺は駄目な男だ。ちっとも売上を出せなかった。だから、何をやってもうまくいきっこないんだ！」をセラピーの出発点として用いました。

セラピストは、科学者が実験仮説を分析する際、それを構成要素に分解し、それぞれについて検証していくようなやり方で、デヴィッドの否定的な考えにアプローチしました。「あなたは優秀な営業マンではないということですね……。では、それが本当かどうか確かめてみましょう。今まで、大きな売上を出したことはありますか？」。セラピストはこのように尋ねていきます。デヴィッドは自分の成功を数え直すことで、自分の考えが歪んでいたり、論理的でなかったり、誤っていたりすることに自ら気づいていくのです。

最後にはセラピストも矛盾を指摘したり、自動的な思い込みに付随する他の問題を指摘したりします。このケースでは、デヴィッドの根底にある思い込みは、彼の人間としての価値はビジネスでの成功にかかっているというものでした。再びセラピストは、「仕事とは関係のない、あなたの特徴について教えてもらえませんか？」と尋ねて、この思い込みが正しいのかどうかを調べていきます。娘との関係を話し合いながら、デヴィッドは、自分にはただの大黒柱としてだけではなく、一人の人間としての価値があるということに目を向けられるようになりました。

デヴィッドのように、愛する人がこの方法でセラピーを始めるときには、セラピストと共にこれから取り組んでいく問題の一覧表を作り、その優先順位を決めていくことになるでしょう。セラピストは、すばやく簡単に解決できる小さな問題に取り組むことで、初期の絶望感をいくらか追い払えるよう助けてくれるでしょう。

「宿題」は、しばしば認知行動療法アプローチ全体に欠かせないひとつの部分です。実際、セラピストはあなたと愛する人に、宿題はセラピーセッションで費やされる時間よりもずっと重要だと説明するかもしれません。宿題は、あなた方がセラピーでの積極的な態度を維持するのを助け、愛する人がセラピーで学んだことを外部の生活に応用するよう励ましてくれるものとなるでしょう。また、それは自己への信頼感を高めてくれます。宿題に確実に取り組んだ人は、うつ病からより早く回復するように見受けられます。

宿題は、一日を通して、状況と自動思考をリストアップすること、（人生は生きる価値があると証明するために）楽しい経験を確認、評価すること、問題に関連した資料を読むこと、書き記すこと、セラピーのテープを聞いて復習すること、予行練習やロールプレイを行うこと、などから成り立っています。あなた方が一緒に行える課題が出されることもあります。愛する人が同意するなら、自動的で自己批判的な言葉を指摘することで、あなたが手伝うこともできるでしょう。

アンジーとロジャーに出された宿題は、一週間を通して否定的な考えに注意を払い、それを数えていくというものでした。毎晩二人は、自分たちが「発見したこと」について話し合いました。「スーパーにいたのよ」。アンジーは続けました。「それで、どうしていつも一番長い列に並んじゃうんだろうって考えてる自分に気がついたの」

「そうそう」。ロジャーも応じました。「僕も、職場で駐車場の空きがなくて自分を罵っていることに気づいたよ」

二人は、自分たちの不満がよくあるものだと言って笑い、どうやって考え方を変えられるかについて話し合いました。

例えば、ロジャーは妻に、「もしレジでひどく待たされていると思ったら、君の後ろに並んでいる奴がどう感じているか考えてごらんよ」と言いました。

愛する人の考えが変わり始めれば、行動も変わってきます。もっと主張できるように練習し、その結果、自分の能力について新しい、より建設的な考えをもつようになるかもしれません。営業マンのデヴィッドは、毎晩、自分へのメッセージをテープに録音し、その日に達成できたことを翌朝思い出せるようにしました。こうして、彼は難しい交渉でどんな失敗をしたとしても、自ら達成できた建設的な事柄を思い起こすことができるようになったのです。

強い味方として、あなたは愛する人と共に認知行動療法を学ぶことができます。あなたの役割は、小言を言ったり過度に巻き込まれたりすることなく、課題を達成できるように支え、励ますことです。もし愛する人が課題を終えることができなければ、それは治療プロセスの一部としてセッションで話し合われることになります。

セラピーは、多くの場合、二歩進んで一歩下がる形で進んでいきます。古い破壊的な思考パターンと向き合い、新しい対処法を身につけるこの挑戦の期間には、強い味方としてのあなたの役割が不可欠です。愛する人がセラピーで進歩し始めたときには、その人の小さな勝利をあなた自身のものと同様に認め、賞賛してあげてください。癒しはわずかな歩みでしかやってこないかもしれませんが、それでも癒しは癒しなのです。

第7章　薬物療法

　うつ病は愛する人の弱さや性格上の欠点を表すものではありません。糖尿病や心臓病のように、れっきとした医学的診断であり、重症の場合には治療が必要です。そして、まさに糖尿病や心臓病のように、きちんと治療されなかったり治療しないままにしておいたりすると、悪化し、生命に関わる自殺企図のような事態が引き起こされ、身体（この場合は脳）に永続的な打撃をもたらします。現在の研究では、未治療のうつ病エピソードのほとんどが六カ月から二年続き、しばしば再発が起こることが示されています。これは良くないニュースです。なぜなら、特にうつ病は周囲の人に多大な喪失感と苦痛をもたらすからです。しかし、そうなる必要はありません。

今日、うつ病の効果的な治療法および治癒させる方法には、これまで以上にたくさんの選択肢があります。そして、どの患者にとってどの薬をどのような組み合わせでどれだけの期間服用するのが最も効果的であるのかについて、研究が続けられています（第8章参照）。私たちはいまだに、なぜ気分が良くなるまで六週間かかるのか、なぜある抗うつ薬がある人たちには効いて他の人たちには効かないのかはわかりませんが、薬を組み合わせて治療した人の九〇%に対して、少なくともある程度の効果が見られることがわかっています。うつ病エピソードを一回しか経験していない患者の七〇%は完全に回復します。ですから、望みは十分にあるのです。

しかし特定の薬について議論する前に、**抗うつ薬治療の五つのR**と呼ばれるものについて考えていただきたいと思います。これは、愛する人が治療過程に取り組む際に、あなたが何を期待すべきかについて理解する助けになりますし、愛する人の介護チームと話す際の心得を教えてくれるでしょう。

抗うつ薬治療の五つのR

- Response（反応）：これは、愛する人が症状の五〇%程度の緩和を経験していることを意味します。おそらく、気分が良くなったり活力が増したように感じたりします。しかし、まだかつての自分に戻ったわけではありません。

- Remission（寛解）：症状が消えました！　愛する人はすっかり気分が良くなり、心からの喜びと共にかつての生活を再開します。元気なのです。
- Recovery（回復）：愛する人は六～十二カ月間寛解が続き、世界と正面から向き合う準備ができています。
- Relapse（再燃）：愛する人の症状はしばらくの間良くなっていたのですが、寛解や回復に至る前に現在悪化しています。
- Recurrence（再発）：愛する人は回復した後、数カ月で症状が再び出現します。

今日、研究では抗うつ薬による治療がかなり効果的であることが示されています。うつ病の人のおよそ三分の二がこの種の治療に反応を示し、およそ九〇％かそれ以上の人が、投薬計画を守っていれば、抗うつ薬の組み合わせにいずれ反応を示します（第8章参照）。困ったことに、薬物療法の恩恵を受けそうな人の三分の一しかそれを利用していません（この低い数字は、精神保健医療を受けることにいまだに付きまとう汚名や、十分な資源がないことなど、さまざまな要因があるためです）。

いつ薬物療法を求めるべきか

重いうつ病の人にとって、最も一般的で効果的な治療は、心理療法と抗うつ薬治療の組み合わせです。この二つのアプローチは互いを強化し合います——心理療法は愛する人を投薬スケジュールを守ろうという気持ちにさせ、薬物療法は、心理療法がより効果的なものになる気持ちの状態をもたらすといった具合です。概して、双方に利益があるのです。最近の研究では、薬物療法と心理療法は脳内で異なる経路を辿るものの、明らかに同じ領域に影響を及ぼすことが示されています。

アメリカ精神医学会の最新のガイドラインによると、軽度から中等度のうつ病の患者は、心理療法のみで効果があるとのことです。しかし、もし二十回以上心理療法を受けていても、症状が続いたり悪化したりするなら、あるいは、診断が中等度から重度のうつ病に変わるようなら、薬物療法が勧められます。

うつ病患者が下記のような状態であれば、私は診察と、薬物療法を受けることを考慮して、その人を精神薬理学者に紹介するでしょう。

- 過去に何度かうつ病を繰り返したことがある。
- うつ病の家族歴がある。
- 心理療法を受けた六〜十週間後も、否定的思考、絶望感、失望感に苦しんでいる。つまりこれは、認知行動療法が限られた効果しか及ぼしていないということです。

どのように薬物療法は効くのか

抗うつ薬治療には多くの迷信が付きまとっています――依存性がある、ハイになる、自主性が失われる、別人になってしまう、二度と自然な感情をもてない、といったものです。おそらくこのような懸念は、症状を治すというよりも隠していた、バリウムなどの依存性のある精神安定剤を使っていた一九五〇〜六〇年代のうつ病治療に端を発します。

しかし、現在の抗うつ薬は、精神安定剤でも「アッパー系のクスリ」でもなく、依存性のあるものでもありません。特に脳内化学物質に働きかける明確な薬剤のグループであり、病気の根底にある原因を緩和するものなのです。

神経伝達物質（特にセロトニン、ドーパミン、ノルアドレナリンなど）と呼ばれる脳内化学物質のアンバランスが、うつ病の引き金になると考えられています。神経伝達物質は、神経細胞自身が生産し、互いに伝達し合うために放出する化学物質です。これらはひとつの細胞から別の細胞へと情報を送るのに不可欠です。

磁気共鳴画像装置（ＭＲＩ）のおかげで、研究者たちにはこれらがどのような働きをするのかがわかってきました。例えば、神経細胞は神経伝達物質を大量に生み出し、常に神経伝達物質に囲まれていることが現在わかっています。受け取る側の細胞へ情報を送るために、神経細胞は隣接する細胞の受容体と（鍵が鍵穴に合うように）くっついたり、「一体になったり」します。神経細胞が活動するように刺激を与える神経伝達物質もあれば、活動を減少させる神経伝達物質もあります。一度情報が送られると、神経伝達物質は元の神経細胞に戻ったり、化学的に分解されたりします。

それぞれの神経伝達物質には、隣接する細胞に、自らが結びつく特定の受容体があります（繰り返しになりますが、鍵と鍵穴のように）。そして、それぞれの神経細胞には、幅広い神経伝達物質に「適応する」何千もの神経受容体があります。（抗うつ薬を服用してから気分が良くなるまでに、人によってはとても時間がかかる理由について、いくつかの学説では、神経受容体がその数を増やし、それ自体は発生するのに数日しかかからないセロトニンとうまく結びつくまで、いくらか時間がかかるからではないかと考えられています）

研究者たちは、神経伝達物質と神経受容体のレベルが下がることで、睡眠障害、苛立ち、不安、疲労、食習慣の乱れ、そしてうつ病の背後にある気分の落ち込みが引き起こされると考えています。例えば、ノルアドレナリンは注意力や覚醒度を調節します。脳の特定領域のレベルが下がることは、疲労や憂うつな気分の一因となるのです。

そして、セロトニンの活動の低下は、衝動性や攻撃性、暴力や自殺行動と関連があるようです。自殺した人の死後脳の解析からは、通常よりも脳と脊髄周辺のセロトニン量が少ないことがわかっています。そして、前頭葉と呼ばれる領域の脳細胞は、まるで供給の不十分さを補うかのように、セロトニン受容体が多くなっているそうです。対照的に、他の研究では、リーダーシップをとるような行動がセロトニンの高いレベルに関連づけられています。

ＭＲＩやＰＥＴのような脳画像も、うつ病の人の前頭前皮質領域の活動が低下していることを示しています。前頭前皮質は、ちょうど眼の後ろに位置する特定の領域です。この構造、すなわち私たちの「実行機能領域」と呼ばれる部分は、大脳皮質を通る情報の流れを体系づけ、重要なものから処理していきます。新たに獲得した情報の小片を保持し、それらを私たちがすでに知っていることと関連づける能力が位置する場所なのです。それによって、私たちは話し言葉を理解したり、もう目の前にない視覚映像を思い出すような作業を遂行したりできるのです。社会的に重要な状況や、腹立たしい状況への感情的反応を体系化するうえで重要な領域でもあります。

その異常が病気の原因なのか結果なのかはいまだに科学者にはわかっていませんが、うつ病や双極性障害の人は、平均よりもこの重要な領域がかなり小さいようです。しかし、科学者たちは、気分障害に影響を及ぼすのは、脳のこの領域における活動低下だけでなく、脳の他の領域も関係すると考えています。神経伝達物質は脳の多くの領域で生産され、それが影響を及ぼすところへと移動するのです。

そして、ほとんどの抗うつ薬が目的としているのは、脳内の神経伝達物質量を増やすことです。フルオキセチン（本邦未発売）、セルトラリン（ジェイゾロフト）、シタロプラム（本邦未発売）、エスシタロプラム（レクサプロ）のような薬――SSRI、すなわち選択的セロトニン再取り込み阻害薬として知られているもの――は、身体のセロトニンの再吸収を阻害し、血流中により多く循環させます。デュロキセチン（サインバルタ）、ベンラファキシン（本邦未発売）などの新しい薬は、セロトニンに加えてノルアドレナリンも増加させますが、セルトラリンなどとは異なるメカニズムで作用します（異なる受容体に接触します）。抗うつ薬は、悲観的な自殺念慮を緩和するにつれ、不眠、不安、拒絶に対する過敏さ、無気力など、うつ病に伴うその他の症状も緩和します。抗うつ薬は、活力、集中力、目的、社会性も高めます。失望はより慎重な方法で対処されます。薬は組み合わせることができ、相乗効果を示すようです――互いにそれぞれの有効性を高めるということです。

薬物療法

抗うつ薬は、たいてい医師である精神科医が処方します。私はこの行動指針をお勧めします。しかし、精神保健医療に付きまとう汚名のせいで、うつ病の人はプライマリケア医から抗うつ薬の処方を受けることがよくあります。これは、軽いうつ病の人や、他では治療を受けそうにない人にはふさわしいかもしれません。しかし、もし愛する人がかかりつけ医から抗うつ薬を処方されている場合、病気は十分綿密には観察されず、症状やわかりにくい副作用は適切に治療されていないことがあります。そしてそれが今度は、愛する人が薬をやめたり、治療の恩恵を完全に受けられなかったりする事態につながるかもしれません。加えて、プライマリケア医によるうつ病治療は、重要な心理療法のサポートを含まない場合が多いのです。

もし愛する人が心理療法のために心理士やソーシャルワーカー、家族療法の専門家のセッションを受けているのであれば、彼らは精神科医や精神薬理学者、生物精神医学者に検査と実行可能な治療を委ねるでしょう。医師は、担当のセラピストと協力し合い、あなたの愛する人の病気の進展と反応をチェックすることになります。

精神科医は以下の事柄を確認するため、神経学的なものや実験的なものも含め、徹底的な身体検査を指示することになるでしょう。

- うつ病を引き起こした何らかの生理学的な原因があるかどうか
- 物質乱用の事実
- 肝臓や心臓、甲状腺の機能
- 最善と思われる治療

医師は定期的に――通常は毎月、ときには毎週――薬の血中濃度や薬の効果を確認することになります。良い精神科医に何を求めればよいかについての指針は、第11章で取り上げます。

どの薬が最も効果的かを予測する方法はありません。ある薬にとてもよく反応する人もいれば、まったくそうでない人もいます。また、相乗効果的に作用する薬の組み合わせに反応する人もいます。著書（161頁参照）で、マーク・S・ゴールドは次のように述べています。「うつ病は共通の症候群を有する、ひとつではなく、いくつかの疾患の集まりのように思われる。……うつ病にはいくつかのタイプがあり、概して、それぞれのタイプは特定の抗うつ薬による治療に反応を示す。……治療規範として言えることは、標準的治療が存在しないということである」。残念ながら、型通りのやり方で、これらのタイプを識別できる検査はまだありません。このことは、特に最初の治療方針では効果が見られないとき、うつ病の薬物療法を、厄介で、時間がかかり、失望させるものにしてしまいます。（難治性うつ病についての詳細な議論は第8章参照）

しかし、前に述べた例えに反しますが、うつ病は正確には、特定の治療プロトコルをもつ糖尿病とは似ていません。うつ病に関わる手順というのは、愛する人の指紋と同じように、個別性があるのです。

医師は、満足のいく治療法が見つかるまで、試行錯誤を繰り返しながら進めていきます。ときには、適切な薬物療法に一刻も早く照準を合わせようと、うつ病に関係する神経伝達物質や酵素、ホルモンを見つけるための複雑な検査が行われることもあります。不屈の精神、柔軟性、そして忍耐が鍵となります。

ひとたび治療が動き始めた際、薬が効いているという最初の兆候は、通常は一〜二週間で生じる不眠の改善です。絶望感は軽減し、不安と神経過敏も和らぎます。その他の症状は次の数週間で消えていきますが、しっかりとした反応を見るまでは、それぞれの服用量レベルで六週間、寛解までにはそれよりも長い時間をかけることもあります。

三十六歳のミュージシャン、ジェレミーはうつ病でしたが、極度の不安でそれが複雑化していました。彼に対する治療方針は、私がそれまで見てきた多くの人に典型的なものでした。最初、彼は少量の抗うつ薬を少量の抗不安薬と共に飲んでいました。数週間後、この方法では期待していた効果が見られないことがはっきりしました。初めからやり直すことになり、主治医は抗不安薬を変えました。一カ月あまりたっても大きな変化は見られませんでした。そこで医師は、抗うつ薬の処方量は維持したまま、抗不安薬の処方量を増やしました。こうしてついに効果が現れました。

ジェレミーはここ数年の中では最も落ち着き、活力を感じるようになりました。この変化は目を見張るものでした。実際、彼は気分がとても良くなっていることに驚きました。しかし、そうなるまで計四カ月半かかりました。人それぞれ異なりますし、心理療法の役割のひとつとして、薬の変更と治療方針を維持することとのバランスをとるということがあります。そしてここで、愛する人を安心させ、共に切り抜けていこうとはっきり伝えるなど、強い味方としてのあなたの役割が特に重要なものとなります（第4章、第5章参照）。

うつ病が良くなった後でも（六週間かそれ以上かかります）、特にうつ病の家族歴がある場合、再燃と再発を確実に防ぐために、主治医は十二カ月かそれ以上、薬の処方を続けることがあります。生涯で三回かそれ以上うつ病エピソードを経験している場合、再燃が起こりやすいので、薬物療法は固定した長期的な治療の一部として必要になるかもしれません。

あらゆる薬と同じように、体重の増加や減少、発疹、口渇、鎮静状態、不眠、動揺、動悸、性的機能不全、胃もたれなどの副作用が起こる可能性もあります。これらの副作用は、治療を始めてすぐ、うつ病の症状が軽くなる何週間も前から現れることもあります。重い副作用であれば、治療を続けようとする愛する人の意欲をそいでしまうかもしれません。アドヒアランス*（自主的な服薬）の問題について、より詳しくは204頁以下を見てください。介護チームは副作用の兆候がないかどうか確認し、処方された薬にあまり効果が見られなかったり、副作用が耐えがたいもののようであれば、薬を変えたり、追加したり、あるいは用量を調整したりすることになるでしょう。しかし、これらの副作用の多くは、時間と共に消えていきます。

十分な効果が現れる前に、治療薬が血液中で適切なレベル――治療用量と言います――に達するまでに数週間かかることがあります。これは人によって大きな差があります。例えば、高齢者はこれらの薬の代謝にとても時間がかかるので、結果として、治療用量に達するのにあまり時間がかかりません。そのため、高齢者は若い人よりも用量を少なくしなければなりません。適切な

＊訳注：以前はコンプライアンス（服薬遵守）という用語が使われていましたが、この言葉には「服従」「強要」といった意味合いがあり、患者自身が責任をもって主体的に治療・服薬に参加することが重要との考え方から、現在ではアドヒアランスが用いられます。ＷＨＯの二〇〇一年の専門者会議で「今後はコンプライアンスではなくアドヒアランスの理念を推進する」という決議もなされています。意味としては、患者が主体的に治療に取り組み、治療者と共に決定した治療方針に従って治療を受けることを指します。

用量を探すことは、時間と専門知識が求められる、コツのいる仕事です。

　ときには、抑うつの症状だけを標的とするのではない薬剤を選択したほうがよい場合もあります。マンハッタンにあるスローン・ケタリング記念病院の精神科医、アンドリュー・ロスによると、「不安や不眠のある人に鎮静剤を処方すれば効果がある。また、無気力なタイプのうつ病の人に活性化させる薬を処方すると効果的である。精神科医は、このような目的を早く達成するために追加的な薬剤を加えてもよいだろう。特に不安や睡眠に作用する薬剤（ロラゼパム［ワイパックス］、クロナゼパム［ランドセン、リボトリール］ゾルピデム［マイスリー］）の追加は、うつ病の人に、数時間から数日のうちに著しい緩和をもたらす。一方、抗うつ薬が効き始めるまでには数週間かかり、その人はその効果を待つのである」。

　待つことと同じくらい難しいことかもしれませんが、愛する人がうつ病になったときに希望と忍耐を保つことは、強い味方であることの一部です。以下で、いくつかの薬についてより詳しく見ていきます。

SSRIという抗うつ薬

フルオキセチン、シタロプラム、エスシタロプラム、パロキセチン（パキシル）、セルトラリンといったSSRIは、うつ病治療を飛躍的に発展させるものとして歓迎されてきました。というのは、それまでの三環系抗うつ薬よりも早く作用するように思われ、服用した人も副作用が少ないと報告しているからです。これで患者の負担が軽くなりました。加えて、他の薬と相互作用することが少ないとのことで、高齢者や、他の病気で苦しんでいる薬物療法が必要な患者さんたちにしばしば処方されています。

しかし、副作用が生じることがあります。性的機能不全（性欲の減退や、オーガスムに達する能力の低下）、胃腸障害、食欲不振、苛立ち、不眠などです。体重増加や気分が鎮静化することは稀です。多くの人にとって、これらの副作用はごくわずかで、時間と共に消失します。もし愛する人が薬で不快な思いをしているなら、このような副作用を伴わないものの、同様あるいはそれ以上の効果がある他の選択肢があります。

三環系抗うつ薬

「三環系」という言葉が表しているのは、薬の化学構造であって、薬の効果ではありません。

このグループには、イミプラミン（トフラニール、イミドール）、アミトリプチリン（トリプタノール）、デシプラミン（本邦ではパートフランが製造中止）、ノルテプチリン（ノリトレン）、マプロチリン（ルジオミール、正しくは四環系）が含まれます。

三環系抗うつ薬は主に、脳内で不安とパニック、そしてセロトニンも調整する神経伝達物質であるノルアドレナリンの吸収や再取り込みを防ぎます。アミトリプチリン、イミプラミンはこの系統の中では最初にできた薬で、不安や不眠、慢性疼痛にも処方されます。

副作用はすべての三環系抗うつ薬で起こります。眠気、口渇、眼のかすみ、便秘、性欲の減退、排尿困難、心拍数の増加や異常、健忘、めまいなどで、治療用量で薬を維持することが困難になるかもしれません。めまいや、転倒につながりかねないその他の副作用が起きやすいので、これらの薬は高齢者に処方することは特に難しいかもしれません。あなたの愛する人は、このような不快な副作用を軽減させるための方策を主治医に尋ねるとよいでしょう。例えば、就寝時に三環系抗うつ薬を飲めば、副作用の多くは眠っている間に現れます。

ドーパミン・ノルアドレナリン再取り込み阻害薬

この種の薬には、ブプロピオン（本邦未発売）（禁煙治療に使われます）などが含まれます。これらの薬は、脳内に神経伝達物質であるドーパミンとノルアドレナリンを亢進させます。朝の活力を高め、即効性があり、維持もできる、持続放出型の薬です。口渇、便秘、吐き気、体重減少、不眠、めまい、頭痛、苛立ちなどが、起こり得る副作用です。これらの薬は発作性疾患や過食症の病歴がある人には勧められません。

ＭＡＯ阻害薬（モノアミン酸化酵素阻害薬）

ＭＡＯ阻害薬には、イソカルボキサジド（本邦未発売）、フェネルジン（本邦未発売）、トラニルシプロミン（本邦未発売）などがあります。これらは、脳内のモノアミンと呼ばれる神経伝達物質の分解を阻害することで効果をもたらすと考えられています。モノアミンは化学物質であり、セロトニンやノルアドレナリンなどの神経伝達物質を再吸収する際に脳内で使われます。モノアミン量の減少は、自殺、双極性障害、スリルを求めることや衝動性と関連づけられてきました。

＊訳注：日本では、ＭＡＯ阻害薬は副作用と扱いの難しさからパーキンソン病の治療にのみ使用されます。

ＭＡＯ阻害薬はとても効果がある薬ですが、危険も併せもっています。脳に存在するのと同じモノアミンは、腸などの他の身体の部位にも存在します。特定の食品は、モノアミンを大量に含んでいます。ＭＡＯ阻害薬を服用している人が大量にモノアミンを摂取すると、高血圧や心臓発作、死にさえ至るかもしれません。これらの副作用は、高齢者や、ＭＡＯ阻害薬と相互作用する可能性のある他の薬を病気や疼痛の治療のために使用している人たちにとっては特に気がかりなことです。

この危険を避けるために、ＭＡＯ阻害薬を服用する人は、以下に挙げる食品を避けなければなりません。（処方する医師は、注意深く守るべき食事制限の指示を出すでしょう）

- パルメザンチーズやスイスチーズ、チェダーチーズのような熟成したチーズ（カッテージチーズやクリームチーズは問題ありません）
- ヨーグルト
- ニシンの酢漬け、スモークサーモン、ドライソーセージ、硬いサラミソーセージ、ビーフジャーキーなど、漬けたり燻したり発酵させたりした肉や魚
- レバー
- リラ豆、そら豆、大豆

- 一杯分よりも多いビール、ワイン（キャンティは危険です）、シェリー酒
- 大量のカフェイン（ソーダにも入っています）、チョコレート
- 缶詰のいちじく
- マーマイト［訳注：英国製イーストエキスのペースト］、牛肉エキス、その他のイーストや肉の抽出物（スープやシチューに入っていることがあります）

しかし、皮膚用パッチ剤として使える新しいタイプのＭＡＯ阻害薬、セレギリン（本邦では抗パーキンソン病薬としてエフピー）は、特に処方が少量であれば（九ミリグラムかそれ以下）このような食事制限を緩めることができます。

もうひとつの危険因子は、他の薬で店頭で購入できるものの中に、ＭＡＯ阻害薬と相互作用するものが含まれている可能性があるということです。ＭＡＯ阻害薬を服用している間は、精神科医は、愛する人が服用している薬は**何であれ**、それを完全に把握しておかなければなりません。例えば、コ・タイレノールのような感冒薬の成分として摂取されない限り、アスピリンやタイレノールは安全です。また、ＳＳＲＩはＭＡＯ阻害薬と組み合わされると危険です。

ＭＡＯ阻害薬は心臓発作や死を招く恐れがあるので、重いうつ病の人は、薬の過剰摂取や、アルコールや危険性のある食品と組み合わせて摂取することによって自殺を図ることもあります。

その他の抗うつ薬

デュロキセチンとベンラファキシンは、セロトニンとノルアドレナリンを亢進させる、二つの作用をもつ薬です。デュロキセチンは、うつ病に伴う不安や苦痛、特に糖尿病による神経損傷から来る痛みの治療にも使われます。セルトラリンよりも若干鎮静効果が強く（不眠に悩む人に効果があるかもしれません）、食欲を減退させます（そのため、うつ病の結果過食になった人に効果的かもしれません）。ベンラファキシンは不安やパニックに対して勧められ、心的外傷後ストレス障害や重い月経前症候群にも用いられます。

ミルタザピンもノルアドレナリンとセロトニンに作用し、典型的なＳＳＲＩとは異なる方法で、これらの神経伝達物質の再取り込みを阻害します。鎮静効果があるので、不眠やうつ病に関連する不安に苦しむ人にも処方されます。これは胃もたれを起こさない唯一の抗うつ薬です。しかし、望まない体重増加と日中の鎮静がこの薬にはよく見られます。

リチウム

躁うつ病に最もよく使われる薬は、気分安定剤と呼ばれ、躁状態での制御不能な高揚を和らげます。最も一般的に処方される気分安定剤であるリチウムは、急性の躁エピソードに対応するだけでなく、将来的な発症も防ぎます。躁うつ病のうつ期にさえ効果があります。デパコートのような抗けいれん剤が処方されることもあります。一般に信じられていることに反して、これらの薬に依存性はありません。これらは中和するもの――つまり神経化学的なアンバランスを修復するものなのです。

リチウムは気分を安定させ、躁あるいはうつ病エピソードの再発を防ぐ効果があります。双極性障害の人の六〇～七〇％に効き目があり、一週間以内で効果が現れます。リチウムがどのように作用するのか、科学者はいまだに結論を出していませんが、リチウムもまた脳内の神経伝達物質に影響を及ぼすと考えられています。

副作用には、過度の喉の渇き、泌尿器系の問題、協調性の欠如、震え、むかつき、嘔吐、疲労などがあります。

急速交代型双極性障害の人は、カルバマゼピン（テグレトール）が効果的なようです。この薬は、うまくいく場合にはてんかんにも使用されます。

強い味方としてのあなたの役割

あなたは、愛する人の薬物療法がうまくいくかどうかは完全に精神科医と薬物自体の手の内にあると考えているかもしれませんが、あなたも回復の過程でとても重要な役割を担うことができます。

これまで見てきたように、あなたの愛する人が、処方された抗うつ薬の効果が完全に現れたと感じられるまでには数週間かかるかもしれません。しかし、ロサンゼルスの精神科医、クリスティン・フォレストによると、うつ病の患者の多くは、途中の数週間に起きている小さな「微細な改善」に気づかなかったり報告しなかったりするということです。

「たぶん、患者はほんの少し活力が増えたり、睡眠時間が少し減っていたりするかもしれません」。彼女は私にこう説明しました。「食欲がほんの少し戻ったかもしれないし、この二年間で初めてスーパーマーケットに行ったかもしれません。食事を作ったり、手芸用の糸を買ったり、小説を読み始めたりしたかもしれません。患者本人が気づけなかったとしても、家族は最初の微細な改善に気づくことができるのです」

強い味方としてのあなたの役割の中で、改善へ向けてのこれらの小さいながらも重要な一歩一歩をあなたが愛する人に明らかにし、説明することは、信じられないほどの価値があります。その兆候を見逃さないようにしましょう。ほとんどの患者が良くなりたいと強く願っていますし、薬が効いてくるのに時間がかかれば落胆してしまいます。彼らは抗うつ薬が完全に効果を現すまでの数週間が過ぎる前に、治療をやめてしまうかもしれません。しかし、愛する人は良くなる――そして実際良くなってきている――というあなたの信念は、その人が治療を続けることを後押しするでしょう。あなたが希望に満ちていることが支えとなるのです。

実際、愛する人がどんな進歩も報告しなかったとしても、あるいは、これらの微細な改善に気づかなかったとしても、あなたは「事実」にこだわることができます。こんなふうに言うことができるでしょう。「朝起きるのが楽になっているみたいね」。あるいは、「あなた、今日は本当に子どもたちが来たことを楽しんでいたわね」。愛する人が同意することを期待しないでください。ただ、相手の同意を要求することなく、事実と、あなたが観察したことを強調してください。実際、その人は同意しなかったり、「僕がどんなにひどい気分かってことに比べたら、何でもないよ」などと言ったりするかもしれません。

あなたの最善の反応はこんな感じです。「小さな進歩を見つけるのが難しいということはわかるわ。でも、こんなことがもっと増えてくる気がするの。私はそうなると思うし、あなたとそれを分かち合えたら嬉しいわ」。ときには、愛する人と時間をかけて、活動や気分、睡眠、食欲などでの進歩について整理してみることが、たまに失敗や挫折があるにせよ、全体的には回復に向かっているということを正しく評価することにつながるでしょう。

思慮深くなってください。愛する人が感じていることにとらわれないでください。さもなければ、あなたも同じような堂々巡りに陥ってしまうかもしれません。観察した行動に焦点を当ててください。愛する人の進歩を、その人が考え、最大限に評価することができる、具体的で明確な進歩に結びつけてください。きちんと機能していることやきちんと意思決定できていることに目を向け、それを指摘してください。最終的に、あなたのメッセージは次のようなものになるでしょう。「あなたは良くなる。実際に良くなってきている。このまま続けていきましょう。私はずっとあなたと一緒よ」

アドヒアランス（自主的な服薬）

愛する人の気分が明るくなり始めると、あなたや本人はもう薬は必要ないと思うかもしれません。これは間違いです。抑うつを感じているときだけではなく、治療用量を維持するために、処方された通りに抗うつ薬を飲み続けることは極めて重要です。薬の有効性は、規則正しい服用と、血液中の薬量が一定レベルに達しているかどうかに左右されるのです。

私の患者であるマイクにはフルオキセチンがとても効きました。しかし、薬を飲み始めて六カ月が経ち、彼は家族からの「薬をやめろ」「自分でどうにかしろ」といったプレッシャーを感じていました。というのは、家族の幾人かにとって、マイクのフルオキセチンの服用はマリファナの使い方に似ていたからです。それは強い意志のなさを示していました。彼らはそれを性格的な弱さと見なしたのです。

このような厳しく執拗なプレッシャーのもと、マイクは「やってみればいいんだろ」という考えで、しぶしぶ従うことにしました。薬の服用を中断したのです。結果は悲惨なものでした。一週間も経たないうちに、彼はベッドから起き上がれなくなりました。気が動転し、閉じこもってしまいました。私たちがこの急激な悪化について話し合ったとき、彼は真に、薬の重要性とうつ病の神経生物学的要素に向き合ったのでした。このときから、彼は家族と話し合う際には、糖尿病治療におけるインシュリンの必要性という類似点を用いるようになりました。

アドヒアランスへの抵抗——特に薬の服用に関して医師の指示に従わないこと——はうつ病の

特徴と言えます。強い味方として、あなたはこの問題に対処するうえで重要なサポート役を担います。アドヒアランスを拒むことは良かれと思って始まるものです。「こんなに薬はいらない。だって気分が良いもの」。あるいは逆に、「一錠飲んで気分が良くなるんだったら、もっと飲めばもっと早く良くなるだろう」といった具合です。残念ながら、このような態度が回復を遅らせてしまいます。また、愛する人がうつ病治療を受けていなかったり、不十分な治療しか受けていなかったり、過度の治療を受けたりしていることによって、苦痛や混乱や絶望を感じているときにあなたが理解を求められたなら、それはあなたにとって過度の負担となります。愛する人がうつ病になったとき、アドヒアランスの問題に対処することは、あなたが直面する困難のひとつとなります。

では、なぜ人々は主治医の処方や忠告を無視するのでしょうか。『躁うつ病を生きる』（33頁参照）で、心理学者のケイ・レッドフィールド・ジャミソンは、自分がリチウムを飲むことに抵抗があったことについて詳細に述べています。人生に彩りを与えてくれ、思い焦がれる躁状態のハイな気分ほど、服薬中に経験した協調性の欠如、識字障害、記憶の衰えといった副作用は、活気を与えてくれはしませんでした。彼女の生活は退屈なものになったのです。

ジャミソンは、双極性障害の人は、「この病気の穏やかな躁状態のときに生じる建設的な側面」を諦めることが難しいと述べています。「エネルギーや知覚的な意識が高まり、思考の柔軟性や独創性は増し、気分は高揚して経験は活気づき、性欲が増し、視野が広がり、願望を心に保持することが続く……。この浮き浮きする体験にこの上なく溺れてしまい、諦めることなど到底できなかった」

他の多くの躁うつ病に苦しむ人たちと同じように、彼女が服薬に抵抗したのは不思議なことではありません。誰がこんな素晴らしい時間を捨て去ろうとするでしょうか。躁状態が最高潮であるときには、ハイな時期の後に恐ろしい気分の低下が起こるなどということは筋が通らないように思われます。

しかし結局、ジャミソンは自分が服薬を守らないことが、家族や愛する者にとって（躁エピソードのときにクレジットカードを見境なく使ってできた金銭的な負担も含めて）、彼女が経験した浮き浮きした気分よりもはるかにひどい大混乱を引き起こしたことを理解したのでした。彼女は、自分の治癒に関する最終的な責任は服薬計画に従うかどうかにかかっているという事実と向き合わざるを得ませんでした。主治医とのパートナーシップが、治療を成功させるうえで不可欠なものとなったのです。

服薬を守らないことには他の理由もあります。薬物療法によって、愛する人は自分が病気であるということを日々思い知らされます。自分が良くなっていると信じたい気持ちもあります。逆説的ですが、服薬を守らないことは、希望があるように思われるのです。さらに、うつ病自体が何らかの方法で本人が処方された治療計画に従うことを妨害します。うつ病固有の絶望感が、薬は効かないとか、どんなセラピーも無駄だと思い込ませてしまうのです。また、うつ病になると忘れっぽくなります。最後にいつ薬を飲んだか、そもそも飲んだかどうかを忘れてしまい、薬を飲みすぎたり、逆に少ししか飲まなかったりすることも出てくるのです。

前にも述べたように、薬物療法を受けている人は、気分が良くなったからとか、もう薬は必要ないと思い込むことによって、あるいは、副作用が不快であるために薬を飲むのをやめてしまうことがあります。また、治療を遵守しないことは自己判断での処方という形を取ることがあります。ある程度の抗うつ薬で調子が良くなるなら、もっと飲めばさらに良くなるだろうという理由で服用量を増やしたり、医師が知らないうちに、もしくは承諾なしに、以前処方された薬の残りを追加して使ったりする人もいます。あるいは、薬が効果を発揮するためには、血液中で適切な治療用量が維持される必要があることを理解せず、気分の移り変わりで薬を飲み始めたりやめたりする人もいます。

ＳＳＲＩや他の薬でより多く見られる副作用のひとつが、性欲減退、あるいは男性における勃起不全です。これにより服薬を守りたくなくなってしまうことがありますから、これは愛する人の主治医と話し合うべき重要な問題です。ブプロピオンやミルタザピンといった抗うつ薬は、他の抗うつ薬よりもずっと性的な副作用が少ないですし、場合によっては（医師の指示の下で）バイアグラやシアリス、レビトラなどの勃起不全治療薬が薬の性的な副作用に対処するために処方されることもあります。

生物精神医学者のマーク・S・ゴールドによると、うつ病で入院している人の二〇～二五％の人が、規則的な服薬をしなかった結果、入院となっているそうです。彼は次のように述べています。「家族は、医師の指示に従うよう励まし、その方針を維持することで、計り知れないほど力になれるのです」

アドヒアランスが十分に保たれていない状態は、注意しながら進むように求める高速道路の警告標識のようなものです。あなたが注意深ければ、対処することができるでしょう。

しかし、最も従順な患者ですら、良くならないことがあります。愛する人のうつ病が頑として動かない錆びた釘のようなものであるとしたら、いったい何が起こっているのでしょうか。次の章では、愛する人が「難治性うつ病」*と呼ばれるものに苦しんでいる場合には何をすればよいのかについて見ていくことにしましょう。

＊訳注：適切な抗うつ薬をはじめとした薬物療法や電気けいれん療法を行ったにもかかわらず、症状に改善が見られないうつ病を指し、治療抵抗性うつ病とも呼ばれます。

第8章 難治性うつ病に対処する

クレアは、十代の頃から私の治療を受けてきました。彼女は、友人たちが本当は自分のことを好きではない――自分の才能やユーモアのセンス、気前の良い気質を尊重してくれない――といった感情を含む自信喪失に絶えず苦しめられていました。初めて会ったときには、彼女はすでに二回の自殺企図をしていました。両親は取り乱し、次は本当に死んでしまうのではないかと恐れていました。短期間の薬物療法と、週ごとに別のセラピストからセラピーを受けていましたが、効果はないようでした。

最初にクレアに会ったとき、私は穏やかに何が自殺企図の動機になったのかを探りました。「これからもずっと苦しまなきゃいけないのが嫌だっただけよ」。彼女はそう言いました。「この間の自殺未遂のときはCDを踏んでケースが割れた。それで気が狂いそうになった。またへまをしたんだと思ったわ。それでもう我慢できなかったの」。私は自殺を試みる前に、何か他のこと――他のストレス要因や難題、失望することはなかったかと尋ねました。

彼女は静かに座ったまま、数分間うつむいた後、ついにそっと付け加えました。「その日の午後、車をバックさせてポールにぶつかったわ。勉強しなきゃいけない試験が三つあって、すごく不安だった。それに、集中して宿題に読みこなすのに、私は友達よりもずっと時間がかかるの」

CDケースが割れたとか衝突事故のような一見取るに足らない出来事が、そのような絶望や危険な行為につながるという事実に誰もがうろたえました。しかし、それはクレアの苦悩と苦痛の一端を垣間見せてもくれました。衝動性の引き金を引かれると、それはうつ病の十代の若者や大人にとって致命的な危険をもたらすものになり得ます。クレアの場合、治療にすぐ取りかかる必要がありました。もし、自分について良いと思っていたことが一瞬にして消え去り、楽しく前向きなことは何も続かないという感覚だけになったら、自分の内面でどのように感じるかを少し想像してみてください。自分がこのような状況に置かれたときの、希望を持ち続けることの難しさについて想像してみてほしいのです。もし自分にとっての強い味方がこの体験を理解してくれているなら、うつ病の人にとってはとても心安らぐことでしょう。うつ病の人が自分は孤独で見捨てられたのだと感じることを少なくすることができるのです。

私から見ると、クレアは自分が成し遂げたことから満足を得ることができないようでした。優等生で、優れた水泳選手で友達もたくさんいるのに、彼女は自分をダメな人間だと感じていました。私は彼女の他の症状を評価し始めました。散漫性の問題はないか、根底に不安があるのではないか、うつ病や不安障害に関わる家族歴はないだろうか。

私は、この若い患者の症状と問題すべてに新しい視点を取り入れるためのチームを作りました。チームには、クレア自身の他に、両親、精神薬理学者、青少年問題が専門の別の精神科医も加わりました。この精神科医は、評価について相談するために加わってもらったのです。チームは共にクレアの学業成績を見直し、心理検査を行いました。

私たちには、クレアが注意欠陥障害（ＡＤＤ）に苦しんでいることがわかりました。それによって、それまで目にしていた一種の衝動性や、学校の課題を終える際の散漫性に説明がつきそうでした。社会不安と、深い絶望感を伴ううつ病であるとも診断されました。ほとんどすべての社会的交流と成果を負の方向に解釈する、厳しく批判的な内面の声によって、それは実証されていました。他の家族も――両家の祖母と、一人の叔母――うつ病に苦しんでいることがわかりました。これらの要因は、彼女が遺伝的にうつ病になりやすいことを示すものでした。

私はクレアと信頼のおける支持的な治療関係を築くことを約束し、クレアに認知行動療法を受けさせ、精神科医は抗うつ薬や抗不安薬による治療計画の輪郭を描きました。私がそれまで多くの患者で見てきたように、比較的早く効果が現れるということはなく、今回は困難な過程になりました。クレアは薬物療法のすべての過程を乗り越えましたが、それは彼女を眠くさせ、苛々させるものでした。

これは十代の若者にとって、実際には何を意味するでしょうか。もしあなたがクラスでぼんやりしていたりおどおどしていたりすれば、教師はあなたの行動や意欲、学業成績に疑問をもつことになるでしょう。クラス全員の前で、あなたを困らせるような質問を口にするかもしれません。「いったいどうしたというんだ。ちゃんと聴いていたのか？」。クレアは最後まで、学校関係者に自分がうつ病で薬を飲んでいることを知られたくありませんでした。そして、よくこんな嘘をつきました。「よく眠れていないんです」。しかし、この説明は実際とはかけ離れているだけで、学校は彼女にとってさらにストレスが多い場所となりました。

私たちは服用量を変えて試してみました——用量が多すぎるのか、少なすぎるのか、薬の選択を誤っているのか？　私たちはクレアからのフィードバックをもとに、文字通り試行錯誤を繰り返しながら一歩一歩前進しました。しかし、薬は治療用量に達するのに数週間かかるため、患者は抑うつ状態のままで、常に信頼のおける「報告者」であるとは限りませんでした。私たちはまた、彼女の両親に何か変化がないかと尋ねることもしました。信頼は治療関係に不可欠ですが、クレアの両親に参加してもらうことは、時に彼女に不信感を抱かせることになりました。「どうして先生が親に話す必要があるの？」。彼女はこう尋ねました。「私が信用できないの？」。私たちは最も効果があり、かつ最も副作用の少ない薬を見つけるために、一方ではプライバシーと守秘義務、もう一方では治療と家族からのサポートとの間でのバランスをとらなければなりませんでした。それは大変な、皆を挫けさせるような作業でしたが、私たちは耐えて、やり抜きました。

以上、一見治療が困難に思われるうつ病に直面したときに、あなたが望む結果を出せるような対応ができるように、ある程度詳細に一人の患者の実体験を見てきました。この場合も他の多くの場合でも、患者と家族には挑戦が続くことが多いのですが、これは、重いうつ病がもつ危険性だけが理由というわけではありません。実際、よくご存じだとは思いますが、人生は私たちが病気に対して取り組んでいるときにも、ただ無為に過ぎていくということはありません。治療の真っ最中にもびっくりさせるようなことが起こります。クレアの場合、治療中に第一志望の大学から不合格通知が届いたり、担任の教師と衝突したり、ボーイフレンドから心が傷つくぞんざいな言葉を言われたりしました。これらすべてが絶望に再び襲われる危険性を増すものであり、実際その通りでした。クレアにはボーイフレンドがいましたが、彼女は彼を疑ってもいました。「彼は、私がかわいいから仲良くしているんだって言うの」。彼女は不満を漏らしました。しかし、そのようなことがあってもなお、私たちは一歩ずつ、ゆっくりと道を見出していきました。

何らかの進歩を見るには一年近くかかりました。実際、この治療段階で最も難しかった部分は、クレアにとって、絶望に直面する中で、微細な改善をしっかりととらえることでした。では、このような改善はどのように見えたのでしょうか。特徴的な例があります。彼女は毎日の自殺の恐れがある状態から、新しい考えへと移行しました。「交通事故で死んでもいいし、走行中の車から銃で撃たれて死んでもいいんだけど、私が自殺をしたって両親には思われたくないわ」。クレアにとっては、これを前向きの一歩と考えるのは難しいことでしたが、私たちは進歩と認めなければなりませんでした。ほんの小さな態度の変化でしたが、それでも意義のあることだったのです。

クレアは、治療に忍耐と粘り強さを要する、難治性と思われるうつ病に苦しむ十代の若者や大人のグループ全体の一例にすぎません。苦痛を緩和し自殺の危険性を減らすための心理療法と薬物療法を行ううえで十分に安全な環境を作るため、入院が必要となる患者もいます。もしあなたの愛する人がこの状況にあるとしても、希望を持ち続けることをお勧めします。

期待をうまく扱う：楽観主義と希望

難治性うつ病に取り組むうえで最も大変な側面とは、治療と寛解についての期待――愛する人自身の期待と同様、介護者および強い味方としてのあなた自身の期待――をうまく扱うことです。難治性うつ病の治療に近年用いられている戦略についてより詳しく説明する前に、楽観主義と希望をもつことの違いを理解していただきたいと思います。

ジェローム・グループマン博士は著書で、[*] 肯定的な態度や楽観主義とは、「すべては最も良い結果に向かいつつある」という考えであると説明しています。しかし、あなたもよくご存じのように、人生はそんなふうにはいきません。素晴らしい人たちに悪いことが起きることもあります――そして、物事は最善の意図と努力をもってしても、最も良い結果になるとは限らないのです。

一方、希望はそのような想定をしません。むしろ、洞察力をもって、希望を抱く人はすべての問題、課題、あるいは障害を判断し、情報と教育を通して、より良い未来への現実的な道を探し、それを見出すのです。この未来というものは多くの場合、未知であり、知ることができないものですが、絶えず新しい情報に基づいて見直すことができます。真の希望をもつ人は、恐れ、安堵、喜び、怒り、悲しみなどの幅広い感情を経験します。しかし、そのすべてを通して、その人は良いことも悪いことも乗り越えて、前へ進もうとするのです。

私は、難治性うつ病についての最新の研究と治療に関する情報にあなたが十分に通じているこ

*Groopman, Jerome. *The Anatomy of Hope: How People Prevail in the Face of Illness.* New York: Random House, 2004.（未訳「希望の構造」）

との重要性を過度に強調することはできませんが、あなたが自らの期待に対処することと同様に、このことはあなたと愛する人が希望を持ち続けるうえでの助けになります。

第2章で、私はうつ病を生物・心理・社会学的な病気であると表現しました。基本的に、難治性うつ病の治療では二つの要素に対処することが必要となります。認知行動療法（第6章参照）を用いて心理・社会的側面を治療するうつ病の心理学と、精神薬理学を通じて取り組む（前章と以下を参照）、病気の根底にある生物学です。本章ではまず、心理学的な視点から治療に触れ、それから医学的介入における最新の研究について見ていくことにします。

うつ病の心理学：黙示録の四人の騎手を抑える

長年、私は、特にクレアが苦しんでいたような難治性と思われるうつ病の場合には、患者が特に有用で意義があったと報告した認知行動療法的な枠組みの中で取り組んできました。

私はそれを、思考に障害をきたすうつ病と呼んでおり、四つの要素から成り立っています。私はそれらを黙示録に登場する四人の騎手になぞらえました。

・自己否定
・自己関連づけ
・無動
・無力

この枠組みの中で取り組むために、私はうつ病の患者にはいくつかの前提を説明することにしています。まず、思考に障害をきたすうつ病は、四六時中頭の中で語りかける声のようなものです。第二に、この声は、それがその人の本質を定義するように思えますが、**その人そのもの**ではありません。第三に、声とその非難の繰り返しには挑戦しなければなりません。第四に、声は、そのおしゃべりの内容には**完全に**真実であると本人に信じさせるだけの**十分な真実味**があるため、機能していますが、**十分な真実味**があることは**完全に真実**であることとは異なるということを忘れてはいけません。第五に、声はその人の意志を徐々に衰えさせるように機能します――意志は、認知行動療法を用いたうつ病治療に不可欠な要素です。最後に、思考に障害をきたすうつ病は、変形し――もしその人が挑戦すればそれは方向を変えてしまい――制御することがいっそう難しくなります。このようなわけで、うつ病の四人の騎手は以下のように構成されます。

自己否定とは、自己批判を指します。何かを成し遂げることや努力から満足感を得ることを妨げる、繰り返し起こる否定的な声です。これは、すべての決断や行動を「うん、でも……」の一言で妨害する、破滅的で陰うつな声です。この種の自己批判があるために、多くの患者は、目標が挫折した、呪われている、あるいは、果てしない暗雲の下に生きている、などと語ることになります。このような否定的な思考は破滅的であり、どんな喜びを感じることも許さず、無力感と絶望感を増大させるために、本人をうつ病の中で身動きがとれなくさせてしまいます。「何をしたとしても決して良い結果にならない。何ひとつうまくいかないんだ」という染みついた感覚と共に生きているのです。

自己関連づけは、また別の種類の否定的な思考パターンです。自己関連づけをする人は、ほんの些細な違反に気分を害します。例えば、ジェニファーは、引換券を手渡す駐車場の係員が笑顔でないと、それを無礼だと思い、彼の行動が個人的なものであると信じるだけの理由がないにもかかわらず、腹立たしげに反応します。また、銀行の窓口係が対応後に礼を言わない場合にも、彼女はぞんざいに扱われたと感じて、まるで徹底的に拒絶されたかのように反応します。彼女が髪を切ったことに友人が気づかなければ、彼女は面子を失ってしまうのです。

うつ病の人はこれらの出来事を拡大し、大げさに反応します。その人は、あなたにとっては取るに足らない物事に激昂しますが、その怒りは後に、かつての気分を害した出来事や傷ついた出来事に関するくどくどしい話に変わります――ある出来事が引き金となって、呪文のように子ども時代からの感情体験を繰り返すのです。一日中、気分が不安定になってしまう人もいます。このような反応はあなたを常に、何が爆発を引き起こすかわからないまま地雷原を歩いているかのような気持ちにさせるでしょう。

自己関連づけのため、あなたの愛する人は重要な物事に集中し続けることができなくなります。その人は、自分が行動を起こせないことを他人のせいにするかもしれませんが、この行動力の欠如は、自己拒絶と自己関連づけによる、よくある結果なのです。

まとめると、以上の二つの思考パターンは無動と無力という行動パターンにつながり、これらはうつ病の悪循環を永続させてしまいます。

無動とは、どんな行動も起こせないこと――エンジンをかけるのが難しい状態のことを指します。それはまるで、うつ病の愛する人がスタートラインの方に歩いていくものの、その場に立ったまま動けなくなってしまうような状態です。その人は最初の一歩を踏み出すことができません。本人も何をすればよいのかわかっているのかもしれませんが、それを行いません。思考に障害をきたすうつ病は、行動を妨げるのに十分な疑念を生じさせます。私の患者たちは、スローモーションの世界で生活しているようなものだと言います。彼らは何らかの考えや記憶によって、あるいは集中困難や方向を見失うことによって、散漫になっている自分に気がつくのです。休息を取っているのに、疲れている自分に気づきます。なかにはそれを、無気力や、一日が無駄に過ぎていくようにただ時間を失っているようだと話す人もいます。

強い味方であるあなたは、心の中で、愛する人が行動を起こしさえすればその人の気分が良くなることがわかっていますが、本人もそのことはわかっていますが、だからといって何の違いも起こせません。これが思考に障害をきたすうつ病を非常に厄介なものにしています。意志を活性化させるためには、人は自分が成し遂げたことから満足感を得なければなりません。しかし、クレアの例で見たように、自己否定の声が未完の事柄について漏らしたり、前向きな活動を妨げる潜在的な問題を持ち出してくるため、満足感は欠如するのです。

行動できるようになるために、人はどのようにして成し遂げた事柄から満足感を得るのでしょうか。これは、結果ではなく行動や努力に焦点が置かれる、ゆっくりとした過程です。意志の活性化には、常に思考を再構成することが必要です。しかし、良い知らせがあるのですが、私の患者の多くが、いったん自分の思考を捉え、否定的な声に対処できるようになると、実際に満足感と達成感を経験できるようになると報告しています。

無力とは、考えているときに時間が消失するという体験を指します。あなたの愛する人は、逃げ出すか、耳を貸さないか、あるいは頭の中の霧の中で迷子になっているように見えます。本人も何をすればよいかわかっていますが、行動を起こすことができません。ベッドから起き上がることすらできないのです。まるで、どんな努力もぬかるみに足を取られるかのようです。アパートの掃除にも、食事作りにも、何らかの作業を終えることにも、果てしのない時間がかかるのです。

思考に障害をきたすうつ病の変形

うつ病が厄介なものであることの一部には、いったんある目標を達成しても、その成功を次の目標に容易に一般化させることができないということがあります。うつ病の人が自分が成し遂げたことから満足感を得ることは相当に難しいと述べたことを思い出してください。そうです、難治性うつ病では、自尊心は過去の成功から築かれることはないのです。それはまるで、それぞれの新しい作業をゼロからスタートするようなものです。

私はこれを、思考に障害をきたすうつ病の変形と名付けました。なぜ変形なのでしょうか。私はこのアイデアをたくさんのＳＦ映画――特に『ターミネーター』と『マトリックス』のシリーズ――を見て思いつきました。主人公を混乱させ、破壊工作を成功させるために、劇中のＣＧの「敵」がどんなふうに性格を変えたり素早く別の存在に変身したりするかを思い出してみてください。同じことが思考に障害をきたすうつ病についても言えます。それは、愛する人が自分の着実な進歩で気分が良くなったりしないように変形するのです。愛する人がある分野で否定的な考えに対処し、実際に何らかの改善を示しているときに、これらの破壊的な思考は、何か他の自己破壊的な事柄に目標を切り替えるのです。それでは例を見てみましょう。

- アリソンは無動と無力を克服することができ、実際にサポートグループに参加する方法も見つけました。しかし、すぐに彼女はこんなふうに考えている自分に気づきました。「このグループはまあまあだけど、私には向いてない。みんな全然私とは違うもの。あの人たちの問題は私のものよりずっとまし。私は辞めることにするわ」。彼女はグループを探し、それに参加するという前向きな行動をとることはできましたが、その有用性を過小評価しました。
- ジョンは履歴書を提出しましたが、自分には資質が欠けていることが気になり、「自分が採用されるはずはないだろう」と考えました。そのため、始まる前から面接をさぼったのでした。
- 数カ月もの間、うつ病と闘った後、ケビンはついに精神薬理学者と会うのは価値があることだと認めました。彼は精神科医を訪ね、薬を処方してもらいました。これは望みがありそうに思われましたが、まさにその次の面談で彼は自分の消極性を責めたのでした。「僕は本当に何もできない。まるで羊みたいにあなたの命令に従うだけだ。ここに行け、あそこに行け、これをしろ、あれをしろって！」

思考に障害をきたすうつ病の変形は、一歩進んで二歩下がる気持ちにさせます。がっかりさせるのです！　愛する人は自分の努力を安く見積もっているように見え、そこに到達するまでに要した取り組みの重要性を否定します。これらの思考はとても強力なので、彼らはあらゆる努力に疑いを挟み、治療の生物学までをも駄目にしてしまうのです。実際、それぞれの否定的思考がその人の人生にもうひとつのうつ病を付け加えるのです。

私はうつ病の変形に患者が対処できるようにと呪文を作りました。それはこんな感じです。「**意識的に注意していよう。自分の考えと言葉をうまく扱えるように**」。これは彼らの宿題であり、進行中の治療の一部でもあるのです。

これは何を意味するのでしょうか。私は患者には、これらの思考に対処することは抗うつ薬の処方を増やすようなものだと説明しています。実際、抑うつ的な思考は、注意を払い、変形に用心し、それを捉え、執着せず、そして、信じることなく観察することで、その毒性を減らすことができるのです。これらの思考を捉え、対処できるようになればなるほど、服用はさらに効果が上がります。これはフルタイムの仕事になりますが、四人の騎手を制御する手段なのです！

例えば、クレアは駐車場に車を入れ、係員に手を振って合図しました。彼が反応しなかったとき、彼女は心の中にこんな考えが飛び込んできたことに気づきました。「ほら、誰もあんたのことなんか好きじゃないのよ。駐車場の係員ですらね！」。そこで彼女は呪文を唱え、そのような考えがいかに急速に自分の午後を台無しにするかに気づき、笑ったのでした。

電気けいれん療法

電気けいれん療法（ＥＣＴ：electroconvulsive therapy）を受けるというと、私たちの多くが拷問部屋の悲惨な光景を想像してしまいます。幸い、これらの治療は現代では人道的に、そしてできるだけ苦痛を感じさせないように行われます。短時間の麻酔と筋弛緩剤が投与されてから行われ、患者は治療を受けていることを感じることもなければ、覚えてもいません。

電気けいれん療法は、重い難治性うつ病の場合に素早く効果的に作用するようです。特に、自殺企図が深刻な人や、殺人を犯す恐れが強い人に効果があるようです。電気けいれん療法は、うつ病が精神病的になり、妄想や幻覚を経験している場合にも役立ちます。また、重い医学的な病気を患っている人は心理療法に参加できなかったり抗うつ薬に耐性がなかったりしますが、ＥＣＴによって効果的な治療を受けることができるかもしれません。

通常は、二～三日おきに六回から十二回の治療が行われます。かなりの効果があり、重いうつ病から文字通り「揺さぶり起こす」という意味で、最も速い治療法です。軽い電流が脳の気分を司る部分に作用し、うつ病の人では供給が不十分な神経伝達物質の前駆物質の生産を刺激すると考えられています。

治療後に短期間の記憶喪失と混乱が見られることもありますが、たいていは一時間以内で良くなります。しかし、なかにはそれ以上続く人もいるようです。精神科医のジョン・H・グライストとジェームス・W・ジェファーソン、およびウィスコンシン大学医学部の内科専門医や精神科教授たちは、著書（49頁参照）で次のように述べています。「短パルスＥＣＴと呼ばれる新しい治療法は、効果的な治療に必要な最少量の電流を使い、実際に各治療後と治療過程内での記憶喪失を減らしている」。彼らはＥＣＴが極めて有効であったと思われる事例について紹介しています。彼らの患者で心不全と糖尿病を患っていたある年配の女性は、うつ病になった結果、とても動揺し、それが治療を妨げ、心臓の状態を悪化させたため、命の危険にさらされていました。

彼らはこう述べています。「身体はとても弱っていたが、彼女は三日間続けての電気けいれん療法に耐え、すぐに反応を示した。うつ病と絶え間ない動揺から解放され、彼女は心臓病と糖尿病の治療に協力的になり、回復へと向かっていった」

難治性うつ病への医学的希望：STAR＊D研究プロジェクト

これまで概要を述べてきたように、難治性うつ病は強力なものであるため、ほとんどの場合に心理療法と薬物療法を組み合わせた治療が行われます。アメリカ国立精神保健研究所（NIMH）は、精神疾患の原因と治療の研究を行っている政府系機関ですが、STAR＊D（スターディ）研究と呼ばれる、抗うつ薬の有効性に関する連邦政府資金による大規模で長期的な研究を行ってきました。STAR＊Dとは、うつ病軽減のための段階的に（効果がなければ）変薬する治療法（Sequenced Treatment Alternatives to Relieve Depression）という意味です。この研究はまだ続いていますが、二〇〇六年の終わりに、あなたにとっても役に立つであろう結果が報告されました。

七年間にわたり、全米の臨床現場の研究者が、十八歳から七十五歳までの二八七六人の外来患者をこの研究に登録しました。これらの人々は広範囲にわたる民族と社会経済的なグループで構成されています。協力者は全員、大うつ病性障害（major depressive disorder：MDDとも呼ばれます）と診断され、その治療法を探していた人たちです。MDDはうつ病の慢性的なタイプで、二年かそれ以上続くエピソードを二回かそれ以上頻繁に繰り返すものであり、私が難治性うつ病と見なしているものです。患者たちは、主治医から研究に参加するように勧められたのです。研究プロジェクトの目的は難治性うつ病に対する薬物療法の有効性の評価だったので、この二八七六人の患者は抗うつ薬のシタロプラム（本邦未発売）を十二〜十四週にわたって処方されました。第7章で説明したように、シタロプラムは選択的セロトニン再取り込み阻害薬（SSRI）です。シタロプラムは通常、面倒な離脱症状を伴わず、飲みやすさと（一日一回）、年配者や医学的に虚弱な患者にも安全だという理由で選ばれました。服用量は、副作用に基づいて慎重に管理されました。

この薬で症状が軽減した人は十二カ月の経過観察プログラムへ移行し、そこではシタロプラムを続けながら週一回の観察を受けました。経過観察プログラムへ移行する基準は、何らかの進展だけでなく、寛解が見られること――全般的に症状がないこと――でした。この目標に到達した人は、たいてい社会的にも仕事上でもよく機能し、この薬で部分的な反応しか見られなかった人たちよりも良い状態を保つことができました。

レベル1では、約三分の一の協力者が寛解に達し、一〇〜一五％の人が反応はしましたが寛解には至りませんでした。それでも、研究への協力者たちは高い確率で慢性あるいは再発を繰り返すうつ病と他の精神医学的問題を抱えていたので、これは良い結果と見なすことができます。これが意味することは、難治性うつ病の人の五〇％近くが、寛解あるいは寛解に近い状態を経験しているということです。しかし、忍耐が必要です。十分に薬に反応して改善が見られるまで、治療は平均して六週間かかり、寛解に達するには七週間近くかかったのです。協力者の二一％が、レベル1の後で参加を中止しました。

残りの患者たちはどうなったのでしょうか。一四三九人の協力者（約半数）は、症状が残ったままか、シタロプラムの副作用に耐えられないかのどちらかでした。この人たちは、プログラムのレベル2へ移行しました。今度は、彼らは新しい薬に切り替えるか、服用中のシタロプラムに他の薬を追加するかの選択肢を与えられました。薬を替えることにした人たちは、無作為で、セルトラリン（ジェイゾロフト）、ブプロピオンSR（本邦未発売）、ベンラファキシンZR（本邦未発売）が処方されました。この三つはそれぞれ異なるタイプの薬です。セルトラリンは、シタロプラムによく似た性質のSSRIです。ブプロピオンは、SSRIが作用するものとは異なる神経伝達物質に作用する抗うつ薬に属します。そして、ベンラファキシンは、同時に二種類の神経伝達物質に作用する「二重作用」の薬です。

薬を追加することにした人たちは、非SSRIのブプロピオンか、抗うつ薬ではありませんが抗うつ薬の作用を強めるブスピロン（本邦未発売）を処方されました。協力者たちは、認知行動療法に切り替えたり、それを追加することもできました。協力者の三〇％が、レベル2の後、参

STAR*D での治療の選択

レベル１　全参加者がシタロプラム（本邦未発売）での治療を受ける

→ 寛解（良くなった） → 経過観察へ移行

→ 良くならなかった人たちはレベル２へ

レベル２　治療の変更もしくはシタロプラムへの追加

→ 変更を選択した場合、以下から無作為で選択
- セルトラリン（ジェイゾロフト）
- ブプロピオン SR（本邦未発売）
- ベンラファキシン ZR（本邦未発売）
- 認知行動療法

→ 良くなった人は経過観察へ移行

→ 追加を選択した場合、以下から無作為で選択
- ブプロピオン SR（本邦未発売）
- ブスピロン（本邦未発売）
- 認知行動療法

→ 良くなった人は経過観察へ移行

良くならなかった人はレベル３へ

レベル３　治療の変更もしくは服用中の薬剤への追加

→ 変更を選択した場合、以下から無作為で選択
- ミルタザピン（レメロン／リフレックス）
- ノルチプチリン（本邦未発売）

→ 良くなった人は経過観察へ移行

→ 追加を選択した場合、以下から無作為で選択
- リチウム
- トリヨードチロニン（T3）

→ 良くなった人は経過観察へ移行

レベル４　治療の変更

→ 参加者はすべての薬剤を中止し、以下から無作為で選択
- トラニルシプロミン（本邦未発売）と MAO 阻害薬（トラニルサイプロミン；本邦未発売）
- ベンラファキシン XR（本邦未発売）＋ミルタザピン（レメロン／リフレックス）

加を中止しました。このことを、強い味方としてのあなたが覚えておくことは重要です。困難に直面しながらも継続するためには、途方もない挑戦を行っていかなければならないのです。

研究では三七七人の患者がレベル3へ移行しました。この段階でどれほど多くの患者が寛解したかを認めることは重要です！　レベル3で、患者は再び薬を追加するか切り替えるかの選択肢を与えられました。この時点で、協力者の四二％がレベル3の後、参加を中止しました。

レベル4に進んだ一四二人は、かなりの難治性うつ病と思われました。彼らは今まで使っていた薬をすべて取りやめ、MAO阻害薬のトラニルサイプロミン（本邦未発売）か、持続放出性のベンラファキシンXR（本邦未発売）とミルタザピン（レメロン、リフレックス）の組み合わせに切り替えました。これらの治療は、これまでの研究で他の薬で十分な効果が見られなかった人に特に効果的であるようだと指摘されており、比較のために選ばれました。

STAR＊Dの結果から何を学ぶか

国による難治性うつ病の大規模で現実的な研究は、治療法を直接的に比較するものであり、多くの有益な情報を提供してくれました。まずは朗報です。SSRIは多くの人に効果があります。

効果的な治療法の選択肢は広範囲に存在し、難治性うつ病の人の多くが寛解に向かいました。アメリカ国立精神保健研究所（NIMH）によれば、「研究では、中等度および重症のうつ病に苦しむ人たち、また自殺念慮がある人たちでさえ、抗うつ薬による治療から十分な恩恵を得たことが示された」のです。

たとえ最初に処方されたSSRIで効果が見られなかったとしても、別の薬に切り替えた患者の約四分の一が、その薬が別のSSRIであるか異なる種類の薬であるかに関係なく、改善に向かいました。そして、患者が処方されているSSRIに別の薬を追加することを選択した場合にも、その約三分の一が改善に向かいました。STAR＊D研究の四つのレベル全体では、参加を途中でやめなかった人のおよそ七〇％が症状のない状態になりました。これは朗報なのです。

実際、NIMHの発表によると、「STAR＊Dの結果を全般的に分析すれば、難治性うつ病の患者でも、複数の治療法を試せば回復することが示されている」のです。しかし、次の但し書きもあります。「無症状になった人は、症状が改善しただけの人よりも良い状態を保つことが多い」。あなたと愛する人は、うつ病を打ち負かす勝算は、必要とされる治療法を追加するたびに減少するということを心に留めておかねばなりません。そして、研究者たちは、無症状になる前にいくつかの治療段階を経た人は、経過観察の期間中に再燃しやすいということも発見しました。より多くの治療段階を必要とする患者は、「ひとつの治療段階で良くなった人に比べ、研究の開始時点でより重いうつ病の症状があり、精神医学的および一般的な医学的問題が共存する傾向があった」ため、このことは正しいと言えるでしょう。

また、患者が乗り越えなければならない段階が多ければ多いほど、その人は研究への参加をやめてしまう傾向にあったことにも注目すべきでしょう。難治性うつ病の治療は大変な作業です。これは強い味方としてのあなたにとって重要な情報であり、なぜ粘り強さがそれほど大切なのかを強調するものです。クレアのケースのように、あなたと愛する人は、最初の薬物療法が「治癒」という結果にならなかったとしても諦めてはいけません。主治医と最善の治療法を探し続けてください。医療チームは個々のニーズに注意を払わなくてはなりません。再燃を避けるために、主治医は治療中そして症状がなくなった後でも、念入りに症状と副作用を観察しなくてはならないのです。

さらに、忍耐が必要です。治療の最初の六週間で効果が現れるかもしれませんが、それが完全なものとなるには十〜十二週間かかるかもしれません。この期間、主治医はあなたの愛する人と一緒に服用量を調節したり、時期尚早に治療をやめたりしないように共に取り組まなくてはなりません。

これらの有益な情報があるにもかかわらず、ＳＴＡＲ＊Ｄは多くの疑問に対し、答えを出さないままにしています。私たちはいまだに、薬物療法の代用として、あるいは追加としての認知療法の効果についてはわかっていません——STAR＊D研究で設定された分岐点では、参加者は治療法の選択を許されましたが、多くの人が心理療法よりも薬物療法を選びました。私たちはなぜ再燃する人がいるのか、その理由も確認できていません。そしていまだに、誰がどの治療に反応するのか、あるいは、治療の最初から薬を組み合わせるほうが、一種類の薬で始めて後で薬を追加ないしは変更することよりも効果的であるかどうかもわからないのです。

難治性うつ病である愛する人の強い味方にとって、治療はする・しないの選択ではなく、首尾一貫した介護が必要な、長期にわたる戦略だということは明らかです。この研究に参加した最も重いうつ病の人たちは、一年以内に再燃しやすい人たちでもありました。彼らには継続的な経過観察が必要だったのです。

ときに私たちは、今後の展望に制限をかけてしまうことがあります。科学的研究はしばしば、特に一般の人たちに困惑をもたらします。ある日には、私たちは革新的な治療手順についての新聞記事を夢中になって読みます。そして翌月には、それらの発見は困難を伴うものか、疑わしいものになっているのです。私たちはどうやって進んでいけばよいのかわかりません。STAR＊Dは、治療という点で何が可能であるかについての大きな展望を与えてくれましたし、それは重いうつ病を患う多くの人にとって、期待できそうに思われます。がんや他の生命に関わる病気を抱える人たちと取り組んできたなかで、私は、次の新しい治療法が現れるまでの長期にわたる介護が、ときには維持すべきことのすべてになるということに気づきました。そしてその新しい治療法が、最終的には効果を現すものになるかもしれないのです。

こうしたことが、私を精神保健分野でのわくわくさせる新しい研究へと導いていくのです。

ヒト・ゲノム・プロジェクトとうつ病治療への新たな希望

STAR＊D研究のひとつの側面として、一九〇〇人以上の患者から血液サンプルが無償で提供されたということがあります。これによって研究者は、病気の進行についての生理学的マーカーとなり得るものや、妥当な治療反応を確認することができました。またそれは、最新の研究分野である、うつ病の遺伝子マーカーの発見にも一役買いました。

別の本を準備していた最近のことですが、私の妻であるスーザンが、アメリカ国立精神保健研究所の所長トム・インセル博士にインタビューを行うという貴重な機会を得ました。博士は熱心に、そして希望を込めて今後のことについて語りました。

「一九九九年であれば、精神疾患や脳研究に関心のある人々と話せば、彼らはセロトニンやドーパミン、ノルアドレナリン、そして、それら神経伝達物質の受容体について話をしたことでしょう。しかし現在、私たちには、数百あるいは数千もの関連物質があることがわかっています。実際、私たちはよく、これまで書かれてきたことの九九％はゲノムの一％程度にしか及ぶものではないと言っているのです。一部にはヒト・ゲノム・プロジェクトによって、また一部には神経画像の出現によって、私たちは初めて脳内を見ることが可能になりました。遺伝子レベルでは何が役割を担っているのか、脳内回路では何が役割を担っているのかについては、まだ知り始めたばかりです。二年ほど前までは、うつ病の神経回路に関してもあまりよくわかっていませんでした。しかし今、わかりつつあります。とてもわくわくする時代なのです」

研究者たちは現在、人をうつ病になりやすくさせる遺伝子配列を決定するために、遺伝子グループについて研究を行っています。特定の部位での過度もしくは不十分な脳活動が抑うつ的な考えを生じやすくさせるのかどうかを確かめるため、脳の部位を慎重に調べています。彼らは、特定の遺伝子型に合わせることで、薬をより効果的に設計できないのだろうかといった疑問を投げかけています。どのように薬や心理療法が実際に作用するのかについて疑問を抱き、いくつかの答えを手にしつつあるのです。

「うつ病から回復するときに何が起こっているのかについて思い描くための良いイメージがあります」。インセル博士は続けました。「薬で回復するというのは、心理療法で回復するのと同じことなのです。見出した結論のひとつは、それが心理療法であろうとプロザックであろうと、常に起こっているのと思われるのは、前頭前皮質のある部分が過活動な状態からより活動的でない状態に移行するということです。そしてその部位は――未開拓領域だったわけですが――私たちがエリア25と呼ぶようになるまで名前すらありませんでした。心理療法と薬物療法は異なった経路を辿り、異なったやり方でそこに到達するのですが、二つはその地点で重なるのです」

インセル博士のインタビューから明らかなのは、難治性うつ病の原因と治療の研究が急速に進んでいるということです。したがって、常に新たな情報に通じていることが重要です。

私は、強い味方である人たちがあらゆることを試していることを知っています。あなたの努力は重要なのです。

クレアはいまだにうつ病に苦しんでいますが、否定的な考えと破壊的な衝動に対処するのに役立ついくつかの手段を手にしているということに、あなたも励まされることでしょう。彼女は大学での最初の一年を終えましたが、大学寮に入り、集中を保とうとするといった新しいことにも挑戦し続けています。それが何であれ、私たちは共に乗り越えていくつもりですし、それがクレアや彼女の両親、私にとって、励みとなっているのです。

治療には信じられないほどの選択肢があるということを理解するのは、強い味方としてのあなたの役割において、その人の回復力をあなたが信頼することと同じように、不可欠なことです。治癒は可能です。ウィリアム・スタイロンは、自らの健康の回復について次のように書いています。「まだ不安定なままだったが、自分が光のもとに立ち上がりつつあるのを感じていた。自分がもう抜け殻ではなく、何か身体の中の甘い液体が再び湧き上がっている、そんな身体であることを感じていた。長い年月の中で初めて抱いた夢は、戸惑ったが、今日の日まで消えることはなく、その夢の中では、どこかでフルートの音色が流れ、野鴨と、踊る少女がいるのである」

第9章 うつ病と慢性疾患

会計士のローリーは、五十代のときに乳がんと診断された後、数カ月間うつ病になりました。自分が病気になったことに落胆しただけでなく、化学療法によって消耗し、悲観的な気分が悪化したのでした。同時に、これらのことが要因となって、治療を続けようとする意志が低下しました。「どんな役に立つっていうの?」。彼女は夫にそう言って嘆きました。「どうせ私は死んでしまうのよ」

ローリーのケースは珍しいものではありません。深刻な病気や生命に関わる病気を抱える人たちは、病気ではない人よりもうつ病になる危険性が高まります。実際、うつ病は何もないところで生じることはあまりなく、幅広い種類の慢性疾患や伝染病に伴って生じます。世界保健機構は最近、世界の人口の一〇%がうつ病に苦しんでいるが、がん患者の三五%近くがうつ病になっているとの概算を発表しました。うつ病になる人の割合は、他の病気を抱える人の間でも同じように高くなっています。心臓発作の患者の約二三%、高血圧の人の二八%、糖尿病患者の二七%、そしてＨＩＶ感染者・エイズ患者の四五%近くが、うつ病を抱えているのです。

うつ病と他の病気が併発することは併存疾患と呼ばれ、これは現在、相当数の研究のテーマとなっています。ジョージア州アトランタにあるカーターセンターの精神保健プログラムの責任者、トム・ボルネマンによると、「併存疾患のうつ病は……偶発的な現象でも、慢性疾患の過酷さによって生じた士気阻喪や悲嘆でもない。一般の人々における大うつ病の有病率は平均して三%から一〇%であるが、慢性疾患を抱える人の間では常により高い割合になっている」とのことです。

「がんになれば、うつ病になるのですか?」

これは、がん患者やその家族、友人たちから頻繁に出される質問です。また、看護スタッフや医師たちからも投げかけられる質問です。しかし、マンハッタンにあるスローン・ケタリング記念がんセンターの精神科医、アンドリュー・ロス博士は次のように述べています。「何であれ、生命に関わる病気に直面する人が、何らかの悲しみや抑うつを経験するであろうと予測するのは理にかなっている。しかしながら、医学的な疾患をもつ患者に見られるうつ病という問題は、より複雑なものである。それは、悪い知らせに対する一般的な反応から、さまざまな治療の恩恵を受けることが可能な、臨床的に深刻な障害にまで及ぶのである」。愛する人が慢性疾患あるいは生命に関わる病気で治療中だとしても、うつ病は診断され治療されるべき別の病気です。このことは、がんや前述の病気だけに当てはまるものではありません。パーキンソン病や低血糖症、慢性疲労症候群、腎不全等の病気の症状の中にも、抑うつ感が含まれることがあります。

医療ソーシャルワーカーのアイリーン・ポーリン*は著書の中で、研究では、長期にわたる病気を抱える人は、健康な人よりもずっと高い確率で感情的な苦痛を抱えやすいことが示されていると述べています。彼女はこう記しています。「もしあなたが病気であれば、恐ろしく感じ、落ち込んだり、腹を立てたりするだろう。依存してしまうことや見捨てられること、あるいは偏見をもたれることを恐れて、友人や家族から距離を置くかもしれない――この傷つきやすい時期に、支援ネットワークは非常に必要とされる。あなたは実際よりも自分の健康状態を悪く考えてしま

＊Pollin, Irene, with Golant, Susan K. *Taking Charge: Overcome the Challenge of Long-Term Illness*. 1994.（未訳「責任を負う：長期にわたる病気の試練に打ち勝つ」）

うことさえあるだろう」

これらの病気に直面したときに、愛する人が動揺したり、不安になったり、ストレスを感じたりするのは予測できることですが、もしこれらの感情や絶望感が強まって通常の機能を妨げるようなら、そのことを認識し、治療しなくてはなりません。とりわけ他の疾患と関連するうつ病は、愛する人の生活の質や、回復に向けて努力しようという意志を損なうので、うつ病が生命に関わる病気に伴って生じた場合には危険な状態にもなりかねません。

どちらが先か：うつ病か、それとも、がんか？

うつ病がその病気の一因となっているのか、それとも、その病気のせいでうつ病になっているのか、あなたはそんな疑問をもつかもしれません。これは昔からある、鶏が先か卵が先かの難問であり、古典的で逆説的な答え——両方共が正解——を導くものです。二つはまさに結びついているのです。

この難問を理解するためのひとつの方法として、がんを例にとってみましょう。研究からは、がんとうつ病は併発することが多いことが明らかになっています。これは生物学的に見てもあり得ることです。腫瘍自体が体内でのホルモン変化や科学的な変化を引き起こし、それが、うつ病の生理学的症状と似た、睡眠障害や疲労、不快感、苦痛、エネルギー低下などを引き起こします。そしてご存じのように、化学療法や放射線療法、外科手術といったがんの治療は、極度の疲労や不眠、食欲不振、苦痛をも引き起こすのです。これらは予測可能な、あるいは統計的にも確実な、病気とその治療に対する反応です。

これらの生物学的要因の多くが、がん治療の副作用と共に、うつ病の症状と重なることは明らかです。しかし、考慮すべき感情的な問題もあります。例えば、愛する人はストレス要因の多い、トラウマ的な出来事として病気を体験する可能性もあります――診断のための検査とそれが引き起こす不安、医師が恐ろしい診断名を宣告する瞬間、外科治療や入院での苦痛、放射線療法や化学療法による不快感、治療の副作用、再発の恐怖など、これらすべてが感情的なトラウマとなり得る病気の側面なのです。

実際、苦悩はがんの診断や治療に関連する症状としては、最も過小に報告されているものです。世界保健機構の概算ではより少なく見積もられているのですが、他の研究では、がん患者の四七％が、精神疾患の診断の手引きであるＤＳＭ‐Ⅳ‐ＴＲで定義されているうつ病や不安障害に分類されるような苦悩を抱えていることが明らかになっています。これらの症状がその病気だけに関連するのか、それとも実際にうつ病によって引き起こされているのかを解明するのが困難であるとしても、何の不思議もありません。

残念なことに、原因が何であれ、多くの医療関係者を含む人々が、抑うつは人を打ちのめすような病気に対する「正常な」あるいは無理もない反応だと思っているため、がん患者の間ではうつ病は診断されず、治療もされないことが少なくないのです。実際、研究からは、がん専門医や腫瘍科の看護師が、患者が重いうつ病であってもそれを簡単には認めないということが明らかになっています。家族や医療関係者は、食欲不振や睡眠障害、エネルギー低下、疲労、その他の気がかりな症状を、がんとその治療に結びつけて考えるかもしれませんが、それらはその下にある感情的な苦痛を覆い隠しているかもしれないのです。うつ病がこれらの症状のいくつかを引き起こしている可能性を考慮しないでいると、たとえ愛する人が最善のがん治療を受けていたとしても、精神保健の部分が見落とされることになってしまうでしょう。

そしてこれは、難問のもう一方の部分を導くことにもなります。研究では、私たちががんを「自分でつくる」ことはないことが明らかにされていますが、うつ病患者は、そうでない人よりも、奨励される治療やスクリーニング法に従わない傾向があることが示されています。うつ病ががんを引き起こすことはありませんが、その感情は確かに、絶望感や無力感に対するのと同じように、がんの進行に影響を与え得るのです。これらすべての要因が、がんの悲惨さを増し、愛する人と家族全体の生活の質を損ないます。

うつ病と糖尿病

糖尿病に併発するうつ病は、サンディエゴにあるカルフォルニア大学のウィリアム・ポロンスキー博士によると、「厄介な組み合わせ」でもあります。彼の著書*の説明によると、「うつ病は糖尿病管理を困難にする。そして今度は、糖尿病がうつ病を認識し治療するのを難しくする」のです。繰り返しになりますが、糖尿病にうつ病が合併するのは珍しいことではありません――糖尿病でない人に比べると、糖尿病患者では、うつ病になる人が三倍多くなることが知られています。中高年女性は、特にその危険性が高まります。

糖尿病に伴ううつ病は特に治りにくいので、これらの統計はよけいに気がかりなことです。いくつかの研究によると、糖尿病患者で、大うつ病を抗うつ薬で治療した経験のある人の八〇%が、五年以内に再燃を起こしているそうです。これらの研究では、平均して四回の十四カ月にわたるエピソードが報告されています。

*Polonsky, William H. *Diabetes Burnout: What to do when you can't take it anymore.* Alexandria, Va.: American Diabetes Association, 1999.（邦訳『糖尿病バーンアウト：燃えつきないためのセルフケアとサポート』医歯薬出版）

がんの場合と同じように、糖尿病もあなたの愛する人がうつ状態になる危険性を高めます。そして、これは特に糖尿病がコントロールできていないときに当てはまります。血糖値が高くなると、消耗しがちで反応が遅くなります。それは実際に気分に影響を与え、その人は悲観的になり、疲弊しやすくなります。これは徐々に起こるものなので、問題が深刻になるまで、誰も変化が起きていることに気づきません。血糖値が大きく変動することもまた(非常に高くなったり低くなったりする)、本人をとても疲れやすくするため、うつ病を招きやすくするのです。

がんのように、糖尿病とうつ病も互いに結びつき、それぞれの病気の進行を早めてしまいます。うつ病に伴う倦怠感や動機の欠如は、愛する人が食事に気を配り、定期的に血糖値を計ることへの意欲を衰えさせてしまいます。これは血糖値の急上昇の原因となり、うつ病を悪化させ、倦怠感、不活動、絶望感をもたらします。結局、危険な悪循環に陥ることになるのです。

あなたとあなたの愛する人は、どのようにしてこれらの問題に対処すればよいのでしょうか。まずは、何が症状を引き起こしているのかを確認するために、徹底的な医学的評価を受けることが何よりも重要です。うつ病が併発する他の病気と同じように、ここでは他の生理学的要因が作用しているかもしれません。例えば、甲状腺の機能不全も抑うつ症状を生じさせることがあります。処方薬が間違っている場合もあるかもしれません。いったんうつ病の原因が特定できれば、あなたも協力して、心理療法や適切な薬剤(第6章~第8章参照)を含む治療計画を立てるべきでしょう。

しかし、ポロンスキー博士は、うつ病を抱える糖尿病患者が自己治療、特にアルコールを用いることは控えるべきであると強く述べています。アルコールや気晴らし目的の薬物は束の間の解放感を味わえますが、うつ病のすべてのケースと同じように、それらは穏やかな睡眠を妨げるため、やがては気分を悪化させてしまいます。また、アルコールは血糖値を上昇させます。博士は次のように書いています。「もしあなたがうつ病で、過度の飲酒をするなら、それは火に油を注ぐようなものだ。この段階では、外部の助けを求めることが不可欠である」

また、あなたの愛する人が自分の血糖値の管理に特に注意を払わなければならないことは明らかです。場合によっては、厳しい血糖値のコントロールがうつ病の解決につながることもあります。そして、明るい気分は慎重な血糖値測定と経過観察の継続に対する刺激となり、前向きでより健康的なサイクルを生み出します。

うつ病と心臓病

アメリカ国立精神保健研究所（NIMH）によると、二十年間に及ぶ研究で、うつ病を抱える人はそうでない人よりも心臓病を発症する危険性がより高くなることが明らかとなりました。そして反対に、心臓病のある人は健康な人よりもうつ病になる危険性が高いとのことです。アメリカ国民の一〇%がうつ病に苦しむようですが、心臓病をもつ人ではこの数値が非常に高くなり、三三%にまで達します。さらに驚くべきことに、うつ病を抱える心臓病の人は、うつ病でない人と比べると、心臓発作後に死亡する危険性が増すのです。要するに、「うつ病と心臓病の組み合わせは、病気や死のより高い危険性と関連する」のです。

うつ病や不安は、愛する人の心拍、血圧上昇、血液凝固に影響を与えることによって、心臓病の一因となります。うつ病や不安が、コレステロール値やインスリン値を上昇させることもあります。これらはストレスホルモンである、アドレナリンやコルチゾールの量を慢性的に増加させます。NIMHの専門家は次のように説明しています。「ストレスホルモンが高い状態が『闘争／逃避』反応に表れるように、身体の代謝が、心臓病で必要な種類の組織修復から遠く離れてしまうのです」

残念ながら、他の病気と同様に、うつ病は奨励される治療を続けることを難しくしてしまいます。そして、うつ病を抱える心臓病患者は、回復により長い時間がかかるようです。ボルチモアにあるジョンズ・ホプキンス医学研究所のシルビア・G・シンプソン教授によると、このような人たちは復職したり（喫煙などの）危険要因を減らしたりするのに、心臓発作後、少なくとも六カ月はかかるとのことです。他の病気と同様、医師ですら、うつ病の症状を見落としたり誤解したりすることがあり、それを心臓病による症状であるとか心臓発作の結果であると見誤ることもあります。したがって、極めて重要なことは、あなたの愛する人がうつ病に関する正しい診断を受けることです。また、抗うつ薬の中には心臓病の薬と相互作用を起こすものがあることにも注意し、服用している薬すべてについて精神科医と話をすることが不可欠です。しかし、うつ病に対する適切な治療は、両方の病気によりうまく対処する助けとなり、生き延びるチャンスを高め、また生活の質を高めます。

うつ病とパーキンソン病

パーキンソン財団の発表によると、大うつ病はどんな時であれパーキンソン病患者のおよそ二〇〜四〇％に見られ、うつ病の生涯発症率は四〇〜九〇％に上るとのことです。実際、パーキンソン病の患者は、同じ障害レベルの他の慢性疾患の患者よりも、うつ病になる確率が高くなっています。うつ病がパーキンソン病の発症に先立つこともあります。

不安、無気力、エネルギーの低下、喜びを感じられないこと、そして性欲減退は、パーキンソン病を抱える人によく診断されるものです。なぜそうなってしまうのでしょうか。繰り返しになりますが、問題の一部は病気の生物学と関連があり、振戦、硬直、そして動作が遅くなるなどの衰弱性の症状だけに関連するのではありません。研究では、パーキンソン病患者におけるうつ病は、ドーパミン、ノルアドレナリン、セロトニンなどの神経伝達物質の激減という、病気に関連した脳内での変性変化によるものであると示唆されています。喜びや報酬探索行動の役割を担う部位と同様、脳内でのドーパミン回路の損傷は、抑うつ気分と無気力につながり得るのです。

今まで挙げた他の深刻な病気と同様に、パーキンソン病患者でのうつ病の診断は、多くの場合、この病気の症状とうつ病の症状とが重なるために難しくなっています。パーキンソン病の専門家、エイブラハム・リーバーマン博士は、「動作が遅く、無表情で、穏やかに話すパーキンソン病患者は、うつ病ではないのにうつ病であるかのように見えるかもしれず、逆に、動作が遅く、無表情で、穏やかに話すうつ病の人は、パーキンソン病でないのにパーキンソン病であるかのように見えるかもしれない」と説明しています。特に、無気力、不安、エネルギー低下、喜びを感じられないこと、そして性欲減退――どれもパーキンソン病の症状としてあり得るもの――は、うつ病と共に起こったときにより頻繁に見られ、本人を衰弱させるものであるため、あなたの愛する人にとっては、慎重な症状の分析が最も重要となります。

うつ病と脳卒中

脳卒中（脳内での出血や血栓が原因です）はあらゆる年代で起こり得るものですが、アメリカ国立精神保健研究所によると、六十五歳以上の人に最もよく見られるとのことです。実際、脳卒中の約四分の三はこの世代で起こっており、年配者が抱える障害の主な原因となっています。毎年六十万人が脳卒中を起こしますが、そのうちの一〇～二七％が大うつ病も経験します。さらに、一五～四〇％の人が、発作から二カ月以内に、少なくとも何らかのうつ病の症状を経験します。

平均して、脳卒中を起こした人における未治療のうつ病は一年近く続きます。あなたの愛する人がうつ病になる可能性と、その継続期間に影響を与える要因としては、脳損傷の部位、過去のうつ病の発症、うつ病の家族歴、そして、発作前のその人の社会的機能などが挙げられます。

脳卒中は脳の疾患ではありますが、愛する人の体全体に影響を及ぼします。麻痺、認知障害、発語障害、感情的な障害、疲労、そして日常の生活能力における困難などが、結果的に起こる障害として挙げられるものです。多くの人が、発作後に心理学的、もしくは精神医学的な助けを必要とします。うつ病、不安、失望、そして怒りが、一般的によく見られるものです。

過去二十年における脳研究の著しい進歩にもかかわらず、うつ病は、脳卒中になった人の間では診断されない（したがって治療もされない）ことがよくあります。あなたやあなたの愛する人、そして医療チームですら、うつ病の症状を、脳卒中の結果に対する当然の反応と誤解してしまいます。しかし、うつ病は診断され治療されるべき別の病気です。うつ病を併発した（特に大うつ病になった）脳卒中の生存者は、リハビリ運動に参加する意欲が少なく、いらいらしやすいかもしれません。その人たちには性格の変化さえ見られるかもしれません。一方、うつ病に対する治療はリハビリ過程を短縮して、より速やかな回復をもたらし、あなたの愛する人がより早く日常生活に戻ることを可能にしてくれるでしょう。さらなる恩恵としては、特に介護施設費用を省くことができれば、医療費を抑えることができます。

しかし、とりわけ重要なのは、脳卒中後のうつ病治療が、発作後のリハビリと治療を提供する医師と密に連絡を取れる精神保健分野の専門家――精神科医、心理士、臨床ソーシャルワーカーなど――によって管理されるということです。抗うつ薬が処方されているなら、薬の有害な相互作用を避けるためにも、精神科医の参加が不可欠です。どれだけ脳卒中が重いものであっても、あなたの愛する人がうつ病に苦しむ必要はありません。効果的な治療は可能なのです。

うつ病とHIV（エイズ）

HIVあるいはエイズは、うつ病を伴うことがよくあります――HIV感染者の三分の一がうつ病に苦しんでいます。あなたとあなたの愛する人は（医療チームもまた）、エイズは特に社会生活をひどく不自由にさせる病気であるため、うつ病はエイズと診断されたことへの当然の反応だと思い込んでしまうかもしれません。多くの人がひどく衰弱し、定職に就くことも、家事をすることもできなくなってしまいます。比較的穏やかな状態の後に、強烈な生命に関わる病気を経験する人もいるでしょう。

うつ病の症状の中には、HIVによるもの、HIVに関連する特定の障害、あるいは薬の副作用によって生じるものもあります。愛する人がHIVあるいはエイズの治療中だとしても、うつ病の症候群は、治療すべき別の病気です。熟練した医療従事者であれば、うつ病の症状に気づき、適切な評価を行うでしょう。抗うつ薬や心理療法を含む、適切な治療計画も提案されることになります。

繰り返しになりますが、できるだけ早く行動を起こすことが大切です。アメリカ国立精神保健研究所（ＮＩＭＨ）によると、うつ病エピソードは、ストレス、困難な人生の出来事、ＨＩＶが脳に与える影響などによって引き起こされるそうです。「原因が何であれ、うつ病は健康を保つのに必要なエネルギーを制限する。研究では、うつ病がＨＩＶ感染からエイズ発症への進行を速めることが明らかになっている」。言うまでもなく、治療が必要なのです。

ＨＩＶ感染者にはしばしば抗うつ薬が処方されます。しかし、薬の相互作用が生じることもあり、副作用を注意深く観察することが必要です。うつ病をハーブ療法で治そうとする人もいますが、これらのサプリメントについても使用前に主治医と相談しなくてはなりません。例えば、セント・ジョンズワートは軽度のうつ病を治すと言われていますが、最近の研究では、ＨＩＶ感染者に処方されるものも含め、他の薬と有害な相互作用を起こすことが明らかになっています。これによって、ＨＩＶウイルスが勢いを取り戻し、薬物耐性がついてしまうかもしれないのです。

最後に、愛する人がＨＩＶもしくはエイズを発症しているなら、その人には、健康を保つために、良い医療を受けることよりもさらに多くのことが必要となります。ＮＩＭＨによると、「危険性の高い行動を避けること、最新の科学情報に遅れずについていくこと、複雑な投薬計画を守ること、通院日の調整、そして愛する人の死を嘆くこと、などのストレスに対処するために、決断力と自制心も必要とされる」のです。これらの重要で複雑な作業は、愛する人がうつ病であれば、なおさら難しくなってしまいます。そうなる必要はありません。治療は可能なのです。

深刻な病気のときのうつ病治療

抑うつ感を引き起こす医学的状態は数多くあるため、うつ病の症状が最初に現れたときには徹底的な身体検査を受けることが不可欠です。正確な診断は医学的状態をはっきりと区別するでしょうし、うつ病の治療の前に行われるべきことです。

主治医は、もしあるなら、何らかの病気それ自体がうつ病を引き起こしているのか、それともその病気の治療に使われている薬がうつ病を引き起こしているのかを考慮することも必要になります。例えば、(甲状腺、副甲状腺、副腎などの) 内分泌腺から分泌されるホルモンの不均衡がうつ病の症状を引き起こすこともあります。このような場合、もしホルモンバランスを正すことができれば——通常は甲状腺から分泌されるホルモンを十分に分泌することができない人に合成チロキシンを投与することなどによって——症状はたいてい消えます。そして、糖尿病のところで述べたように、血糖値を厳しくコントロールすることが、同じようにうつ病を抑制するという前向きな効果を生むことがあります。

アンドリュー・ロスは次のように述べています。「違和感を感じる原因について知るだけで、患者がよりうまく対処するのに十分なこともある。もし、結果が変わらないような形で医学的疾患の治療を変えることができるのであれば、あなたの愛する人は抑うつ感を減らして、治療によりよく耐えることができるだろう。また、抗うつ薬が有効なこともある」

医師や精神科医は、提案された抗うつ薬と、すでに服用されている薬との間に周知の相互作用がないかどうかも確認しなくてはなりません。「少ない服用量から始めて、徐々に増やす」ことが有効な指針の場合もあると、ロス博士は付け加えています。抗うつ薬の選択も、あなたの愛する人の状態次第です。例えば、もしその人が病気と関連する疲労を感じているなら、活力を与える効果のある抗うつ薬が役に立つでしょう。同様に、不安や不眠を抱えているなら、鎮静効果のある抗うつ薬が効果的かもしれません。また、もし病気や薬によって胃の不調を抱えているなら、ミルタザピン（レメロン、リフレックス）のような抗うつ薬が考慮されるでしょう。このような場合には、愛する人が対処している病気のみならず、気分を高める薬にも精通した医療専門家と協力することが有益であることは明らかです。

あなたとあなたの愛する人が何をすることに決めたとしても、うつ病は治療可能な病気であるということを覚えておいてください。直面している医学的状態がどのようなものであれ、うつ病は対処することができるし、また、対処すべきものなのです。あなたの愛する人が、他方の深刻な医学的状態に加えて、うつ病にも苦しむ必要はありません。うつ病が続くことを許せば、回復する力を弱め、あなた方の苦悩を増してしまいます。それは、傷に塩を擦り込むようなものなのです。

第10章 創造的な代替案

落ち込んだ気分やうつ病に打ち勝つ方法にはさまざまな形があります。あなたとあなたの愛する人が楽しめる活動ならどんなものでも、第6章から第8章で挙げた従来の治療法の効果をさらに高めます。あなたがとても助けになるとは考えもしなかったであろう、たくさんの活動やライフスタイルの調整方法があるのです。では、早速見ていくことにしましょう。

落ち込んだ気分をやっつける四つの簡単な方法

落ち込んだ気分は、深刻なうつ病より追い払うのが簡単です。実際、気晴らしにとてもよく反応するのです！　ですから、もし愛する人が落ち込んだ気分でいるなら、以下の方法を試してみることで、その人の考え込んでしまう状態が本格的なうつ病エピソードになってしまうのを防ぐことができます。

◆1　気晴らしになる娯楽を探す

愛する人を最新の大ヒット映画、特にコメディや冒険ものの映画に連れていきましょう。好きな作家の長編ミステリーを勧めてみてください。わくわくするようなスポーツイベントにも一緒に参加してみましょう。現実逃避の機会を提供することが目的です。

◆2　身体感覚の楽しみを味わう

評判のレストランに行ってみたり、新しい服を買いに出かけたりすることが、否定的な考えからの素晴らしい気晴らしになる人もいます。好きな料理を食べたり、あなたがサプライズでキャンドルに照らされたロマンティックな夕食をご馳走してあげたりすることが、落ち込んだ気分を消し去ってくれることもあります。二人で行うマッサージを試してみましょう。気ままな温泉旅行や、ヨガの静養所に行くのもよいでしょう。

◆3 草むしり

ときには、何かをやり終えた、成功したという感覚を経験することが、落ち込んだ気分を追い払ってくれることがあります。私の妻は、よく草むしりをして自分の気持ちを落ち着かせています。テラスの家具を塗り替えたり、車にワックスをかけたり、パイを焼いたりといったことは、些細な日課でありながらも、大きな達成感とコントロール感を与えてくれるものなのです。

◆4 ボランティア活動

助けを必要としている人を助けることは、強力な気晴らしです。それは、他の人は自分よりも悪い状態にあるのかもしれないということを思い出させますし、自分自身の人生について考え込みすぎることから気をそらしてくれます。子どもたちのスポーツチームを指導したりすることも、元気が出て、楽しいものです。さらにこれは、運動するとても良い機会を提供してくれますし、運動は、本格的なうつ病に対処するための主要な代替的アプローチでもあります。

運動

運動は簡単で、自由で、楽しいものです。健康をもたらし、副作用もありません。将来的なうつ病エピソードの発症を防ぎます。そして、愛する人と一緒にできます。

では、何が欠点なのでしょうか？　欠点はありません！

数多くの研究が、有酸素運動（ダンス、バスケットボール、ジョギング、自転車、水泳、ハイキングなど）や無酸素運動（ウェイト・トレーニング）が軽度から中等度のうつ病を緩和し、より重いうつ病の場合はその治療効果を高めることを立証しています。ウォーキングのように激しくない運動でも効果があります。習慣的な養生法に単純に取り組むことが、力強い強壮剤になるのです。これはまさにあなたの愛する人にとって必要なことです。

運動は、心理療法や薬物療法と組み合わせたときにとても効果があるため、これらの治療のみに頼っていた場合よりも、愛する人はより良く反応するでしょう。

運動の効果は長期間続きます。メンタルヘルスの講座に出席した五千人の大学生を対象にしたある研究では、定期的に運動に携わった人は七年後にうつ病や不安障害を抱えることが少なかったことが明らかになっています。他のアプローチと組み合わせると、運動はうつ病と闘ううえで強力な武器となるのです。

では、なぜ運動にこれほどの効果があるのでしょうか？　いくつかの理論から説明がなされています。心理学的には、運動によって、苦痛や喪失感から気をそらすことができると考えられます。あるいは、ゴルフの試合に勝ったり、町内一周のジョギングをしたりすることで、絶望感に対抗できる、自己コントロール感をもつことができます。運動は、特に団体競技やダンス、エアロビクス教室のようなものであれば、孤独感を和らげる効果もあります。

さらに、ハイキングやスキー、森林浴のような大自然の中で行うものは、精神的にも良いものです。ウォール・ストリート・ジャーナル紙の記者、ティモシー・エッペルの報告によれば、精神状態に環境学的角度からアプローチする新しいタイプの心理療法士、エコセラピストの治療を受けたある女性は、毎日ニューヨークのセントラルパークを八キロ歩いてうつ病を克服したとのことです。「ここ数年の中では、最も調子が良いわ」。彼女は何度もそう繰り返したそうです。

運動の良い意味での効果は、生物学的なことからももたらされます。科学者たちは、運動によってエンドルフィンと呼ばれる脳内化学物質が放出されることを発見しました。この物質は、モルヒネと同様の働きをします。つまり、苦痛を減らし、高揚感を生み出すのです。運動はまた、ノルアドレナリンやセロトニンといった神経伝達物質の活動と代謝を促進します。深呼吸は酸素流を増やし、不安を軽減するのに役立ちます。これらは気分調節に不可欠のものです。

では、どのくらい運動をすればよいのでしょうか。ミシガン州グランド・ラピッズにあるセント・メアリー病院のジョージ・ニコルフ博士とミシガン大学医学部で教鞭を執るスポーツ医学の専門家トーマス・L・シュウェンク氏によると、週に二～五回、五～十分間のウォーミングアップとクールダウンをあわせて、三十～四十分、有酸素運動をすれば十分とのことです。運動は、やりがいがありながらも、難しすぎて挫折感や劣等感を抱かせるようなものであってはいけません。それでは自滅的です！　変化があり、楽しいものであるべきです。

ニコルフ博士とシュウェンク氏は、「おそらく、うつ病患者が挫折を感じる臨界点は、うつ病ではない人よりも低い」と述べています。もし達成感をもつのが難しければ、運動による養生法は効果がありません。もっと簡単な活動から始めて、それをマスターしてから、より激しいものへと移行していくとよいでしょう。

失敗は挫折感をもたらし、劣等感や喪失感を悪化させかねないですから、目標は現実的なものにしなくてはなりません。一緒にラリーを続けられるような、友好的で勝ち負け関係なしのテニスであれば、勝つために行うよりもずっと効果的です。あなたの愛する人も、楽しむことができればもっとやりたがるようになるでしょう。

もちろん、気が進まないのであれば、運動しても効果はないでしょう。うつ病の人は、どんな活動のためであれ、起き上がるのが大変なときがあるのです。外の空気を吸いに、一緒にちょっと歩いてみる、といったところから始めましょう。何かをすることは、何もしないよりも良いのです。目標へと向かう、小さな一歩一歩に目を向けましょう。また、その活動がやりやすく、一日のスケジュールに支障を来さないものであれば、よりやる気が出るでしょう。

運動にはひとつだけ小さなリスクがあります。稀に、運動することで生じる気分の変化に依存してしまう人がいるのです。依存の兆候としては、効果を得るために運動量をどんどん増やさずにはいられなくなるといったことが挙げられます。仕事や家族関係をトレーニングのために二義的なものにしてしまったり、「気分を良くする」ことを他の何よりも重要なこととする傾向が出てきたりするのです。やりすぎは良くありません。ときには、運動のしすぎが強迫性障害の兆候である場合もあります。このような状況になったら、医療関係者との話し合いをもち、治療を受けなければなりません。アリストテレスはかつて、「何事もほどほどに」と言いました。うつ病と闘うための運動にも、これは当てはまるのです。

食　事

私たちの誰もが、食事が全般的な健康に――コレステロール値、骨密度、ある種のがんに罹るリスクにさえ――影響を及ぼすことを知っています。科学者たちもますます、私たちが口にするものと私たちの気分とを関係づけるようになっています。

マサチューセッツ工科大学の研究者であるジュディス・J・ワートマンは、否定的な気分状態にあるとき、人は気分を良くするために食物、特に炭水化物を摂ると報告しています。炭水化物の多い食事や軽食を摂ると、一時的に気分が良くなるのです。

ワートマン博士の研究を読んでいて思い出したのは、私の母が夜遅くにロッキー・ロードのアイスクリームを大きな容器から直接食べていた姿です。それは母が用いていた一時的に気分を良くするための方法のひとつで、母の体重は気分によって変動したものです。今になってみると、母がアイスクリームで「自己治療」していたのだと思うと、おかしな感じがします。それが一時的ではなく永続的な解決策であれば、どんなに良かったでしょう！

炭水化物で気分がどのように変わるのでしょうか。ワートマン博士は、炭水化物はインシュリンを放出し、それはセロトニンの前駆物質であるトリプトファンを除き、ほとんどすべてのアミノ酸が脳内に入り込むのを抑制するとの理論を立てました。そのため、比較的多量のトリプトファンが脳内に入ることによって、セロトニンが生産され、循環していきます。セロトニンのレベルが上がることは、気分の改善につながると考えられています。

炭水化物を多く含む食事の効果は、薬のほうがより強力でより長く体内に留まるということを除けば、抗うつ薬とかなり似ていると言えます。そしてもちろん、砂糖は一時的な調節になるのです。

なかには、ある種の自己治療として炭水化物の多い食べもの（チョコレートも含まれます）を摂る人もいます。残念なことに、これは肥満への最短コースです。ワートマン博士は、研究の中で、炭水化物を摂りたがる肥満体の女性は、甘いものを欲しがらない肥満体の人、痩せている人に比べて、血液中のセロトニンレベルが低いと報告しています。博士は、炭水化物と似た効果をもつプロザックなどの抗うつ薬の使用を、食事によって過度の自己治療をする人たちに勧めています。栄養士のエリザベス・ゾマーも、著書*で、私たちが口にする食べものがいかにうつ病を強めてしまうかについて述べています。「食事を抜くなどといったある種の食習慣が、否定的な気分を

*Somer, Ellizabeth. *Mood and Food: The Complete Guide to Eating Well and Feeling Your Best.* New York: Henry Holt, 1995.（未訳「気分と食事」）

悪化させたり引き起こしたりすることさえあります」。彼女はまた、すべての重要な神経伝達物質のレベルや活動が、私たちの食べるものに左右されるとの学説も立てています。神経伝達物質のノルアドレナリンとドーパミンは、体内で、鳥肉、乳製品、小麦胚芽、卵黄などの高たんぱくの食べものや、ビタミンB群、ビタミンC、葉酸、鉄、マグネシウムを含む食べものに発見されるチロシンというアミノ酸から生産されます。

ゾマーによれば、トリプトファンとチロシンは、シーソーの関係にあるのだそうです。「トリプトファン‐セロトニンのレベルが上がると、チロシンのレベルが下がる。逆に、チロシンとそれからできる神経伝達物質が大幅に増えると、トリプトファンレベルは緩やかに下降する」。このことは通常、私たちの食欲にも影響を及ぼします。例えば、朝食にパンケーキのような高炭水化物の食品を口にすれば、セロトニンレベルが上がって食欲はなくなります。次の昼食では、七面鳥のサンドイッチのように、高たんぱくで低炭水化物の食事に目が向くようになるのです。

愛する人のうつ病が、ノルアドレナリンレベルが低いことに基づくものであれば、低炭水化物、高たんぱくの食事で良い効果が得られるかもしれません。それで何も変わらなければ、その人の問題はセロトニンレベルが低いことによるのかもしれません。その場合には、食事ごとに少なくともひとつの複合糖質――ベーグル、ジャガイモ、無精白のパスタ、玄米、フルーツ等――と、赤身の肉や低脂肪の乳製品を摂るようにするとよいでしょう。

ゾマーは次のようにアドバイスしています。「とても傷つきやすくなっているときには、全粒粉のパンやシリアル、じゃがいもやさつまいものようなでんぷん質の野菜など、炭水化物を豊富に含んだ軽食を摂るようにしましょう。……空腹感を無視しないでください。……気分に影響を与える神経伝達物質やホルモンを調整するために身体が必要としている栄養を与えないことになってしまいます。……空腹感に応えましょう。ただし、適度に、計画的に、栄養になる食事を摂ってください」

なかには、避けるべき食品もあります。カフェインの摂りすぎは、急激にエネルギーを高めますが、疲労感や気分の問題も引き起こします。ゾマーは、一日二杯以上は飲まないよう助言しています。

ゾマーはまた、あなたの愛する人がうつ病と闘ううえで役に立つ、その他の食べものを挙げています。

- 朝食には、穀物、果物、低脂肪の乳製品を摂るようにしましょう。このような食事はエネルギーを高め、気分を改善します。
- 多くの量を三回の食事で摂るよりも、一日五～六回に分けて少量の食事や軽食を摂ったほうがよいでしょう。ゾマーによると、食事をそのように分散させる人は、「疲労しにくく、また不眠症、うつ病になりにくく、望ましい体重を維持しやすい」そうです。

- 脂肪は一日の摂取カロリーの二五％以下に抑えましょう（これは私たち全員に当てはまります！）。甘いものや乳脂肪分の多い食べものは、一日一回までにしましょう。
- 野菜、果物、穀物をより多く摂ることによって、食事の中での複合糖質、食物繊維、ビタミン、ミネラルの割合を増やすようにしましょう。うつ病はビタミンB_6の欠乏と関連づけられてきました。バナナ、アボガド、皮を除いた鶏肉、鮭、ジャガイモ（皮つき）、濃い色の葉野菜、オートミールには、ビタミンB_6が豊富に含まれています。
- 多くの人が、軽度の脱水症状で疲労を感じます。ゾマーは、一日少なくとも二五〇ccのグラスで六杯の水を飲むようアドバイスしています。
- もし食欲がなく、一日二五〇〇カロリー以下の食事しか摂れなければ、バランスの取れたビタミン剤や、一日の最低必要量の一〇〇〜三〇〇％量を摂取できるミネラルのサプリメントを摂ったほうがよいでしょう。

家族全体で、前向きなライフスタイルを実践することを考えてみましょう。あなたがまさにこの変化におけるパートナーです。

マギーとジョーは、マギーのうつ病と闘ううえで互いに助け合うために、食事を変えることにしました。二人は私が提案した食事について検討し、やめたほうがよい食べものと、もっと摂ったほうがよい食べものを決定しました。彼らは一緒にメニューを考え、材料を買いに出かけ、食事を用意しました。低脂肪料理の本を買い、新しい調理法に挑戦しました。二人はライフスタイルを変えることを心から楽しんでいましたし、ジョーは何キロか体重を落とすことができました。

睡眠パターン

寝つきにくかったり、継続して眠ることが困難だったり、反対に、起きることが困難だったりといった睡眠パターンの混乱は、うつ病の特徴としてよく見られるものです。私の母は、本人が言っていた通り、「夜歩き、昼眠る」生活を送っていたものです。このことで母は悩み、悲しんでいました。

フロリダ大学医学部教授マーク・S・ゴールド博士によると、研究から、うつ病の人は睡眠周期が乱れていることが明らかになっているそうです。彼らの睡眠・起床パターンは「背走」しているような感じです。通常の睡眠パターンは、一晩に数回の九十分サイクルで構成されており、ひとつのサイクルは四つの睡眠段階と、夢が起こる、ほとんど起きているような状態のRE

M（rapid eye movement：急速眼球運動）睡眠から成り立っています。ほとんどの人は、入眠後に深い眠りに落ち、REM睡眠は最初の九十分の中ではわずかな割合しか占めません。夜が進むにつれて、深い睡眠の割合がサイクルごとに次第に短くなっていくのに対し、REM睡眠がより顕著になっていきます。

うつ病の人では、このパターンが逆転する形で進みます。彼らの場合、夜早い時間のREM睡眠が長いのです。そして、朝に向かうにつれて短くなっていくのです。マーク・S・ゴールド博士によると、この逆転による効果で、「うつ病の人は、何よりも回復をもたらしリフレッシュさせてくれる深い眠りが全体的に少なくなってしまう」のです。おそらくこれが理由で、うつ病の人は長時間眠りながらも、疲労し消耗した感覚をもつことになるのでしょう。

この睡眠の問題は、愛する人の生物時計、体内時計、二十四時間周期のリズムが崩れているサインです。抗うつ薬はこのパターンを正常に戻しますが、ゴールド博士はもっと簡単な方法を勧めています。ただ単に、二十四時間起きっ放しにしておくのです！　これが、うつ病の人の生物時計をリセットするようです。ゴールド博士曰く、「うつ病から立ち直らせる、最善策のひとつ」なのです。効果は長続きしませんが、一〜二日は続きます。*

うつ病に伴う生物時計の機能不全を調整する、その他の戦略には次のようなものがあります。

- 自然な睡眠ホルモンであるメラトニンを、慎重な監察の下で摂取する。
- いつもより就寝時間を五〜六時間早くし、それから少しずつ、いつもの時間に近づけていく。
- 起床・就寝・食事の厳密なスケジュールを作り、それを守る。
- 身体システムを乱すカフェイン、薬物（ノードーズ［本邦未発売］、ナイトール、その他の興奮剤、鎮静薬）、アルコールを避ける。
- 夜中や早朝に目が覚めてしまうなら、第4章で紹介したようなリラクセーションや呼吸のエクササイズをやってみる。

光照射療法

季節性感情障害（seasonal affective disorder：SAD）は、季節の移り変わりに伴う、日照時間の変化と関係があります。SADに苦しむ人は、一年が終わりに近づくにつれ、気難しくなっ

＊訳注：断眠療法の中の全断眠という治療法です。うつ病への速効性が証明されていますが、持続性に乏しく、断眠の後に睡眠をとるとうつ症状が再燃することもあります。また治療者の負担も大きいため、日本ではあまり行われていません。

ていきます。まるで冬眠に備えるかのように、特に炭水化物に対する食欲が高まり、秋から冬にかけて、倦怠感、過眠、体重増加、全般的な疲労感が現れます。（対照的に、季節と関係がないタイプのうつ病の人は、年間を通して起こる、不眠、食欲不振、不安など、逆の症状が現れます）

キャシー・クロンカイトの著書の中のインタビューで、アメリカ国立精神保健研究所の照射療法研究の指導者であり、最初にSADを症候群として確認したノーマン・E・ローゼンタール博士は、光と緯度がこのタイプのうつ病と大いに関係すると説明しています。「メリーランドで重い季節性感情障害を抱えていたある人物は、トロントに移ったときはうまく機能できなかったが、フロリダに住んだ数年間はかなり気分が良くなっていた。そして、グアムにいたときは完全に治っていた」

現在、科学者たちは、SADの発症は網膜に当たる光の量と関係があると考えています。光が少なければ、より多くの、天然の睡眠ホルモンであるメラトニンが体内を循環します。科学的な実験では、メラトニンを注射された動物は食べる量が増え、長時間眠るようになり、不活発な状態に陥りました。メラトニンはセロトニンの副産物です。体内でメラトニン量が増えれば、セロトニンは減少します。過剰なメラトニンと、それに伴うセロトニンレベルの低下が、この種のうつ病を引き起こすのです。

もしあなたの愛する人がSADと闘っているなら、その人にできる範囲で最も簡単なことは、秋から冬にかけてのもの寂しい季節に、より多くの光を浴びてメラトニンの生産を遅らせることです。ローゼンタール博士によると、それには次のような方法が考えられます。

- 引越し：大きな窓のある、南向きか東向きの家に引っ越す。
- 見晴らし：樹木や生垣、低木を刈り込み、窓からより多くの光を入れる。
- 塗り替え：壁は白に、床は明るい色の敷物に変える（暗い色は避ける）。照明を増やしたり、ハロゲンランプのような強い照明に変える。

光照射療法（フォトセラピーとも言います）も選択肢のひとつです。これは、毎日一～二時間、いつもより五～十倍強い光の下に座ることを言います。研究では、この種の療法を受けたSADを抱える人のうち、八〇％もの人にたった四日間で改善が見られたことが示されています。もし改善が見られなければ、光照射療法はより頻繁に、あるいは長期間行われることになります。

ウォール・ストリート・ジャーナル紙は、メリーランド州ベセズダにあるサーカディアン・トラベル・テクノロジーズのようなメーカーが、旅行が多い人が時差ぼけに対処するのを助ける、

＊Cronkite, Kathy. *On the Edge of Darkness: Conversations About Conquering Depression.* New York: Delta Books, 1994.（未訳「暗闇の崖っぷちで」）

眼により多くの光を当てるひさしの一種を開発したことを報じています。この新しい装置は、SADの人にも役立つかもしれません。あなたの愛する人を担当する医療スタッフが、この装置についてアドバイスしてくれるでしょう。

緯度の違う場所に住むこともひとつの選択肢ですが、お金がかかります。仕事を退職した、あるニューヨークの私の友人はSADに罹っていると信じていて、冬の間、お金の続く限り、マイアミとボーカラトーンで過ごしています。何カ月も休暇が取れなかったとしても、赤道近くのリゾートで冬休みを過ごす計画を立てることは、スキー旅行でバーモントやロッキー山脈へ行くよりも、SADの影響を和らげることになります。

栄養士のエリザベス・ゾマーは、SADの人はカフェインを避けたほうがよいと言っています。「SADの人は、他の季節よりも冬の間、コーヒー、お茶、コーラを多く飲みます。おそらく、気分を高め、エネルギーを増やそうとしているのでしょう。しかし、神経システムにカフェインが及ぼす作用はSADの症状を悪化させてしまうのです」

十二ステップ・プログラム

愛する人のうつ病が、薬物依存やアルコール乱用と関係しているなら、アルコホーリクス・アノニマス（AAの会）などの十二ステップ・プログラムが価値あるサポートを提供してくれます。この体系づけられたプログラムは、多くの人にとって心理療法の補助的な役割を発揮します。回復へのステップは現実的で明快であり、行動志向的です。

十二ステップ・プログラムは孤独と闘う助けにもなります。参加者は「スポンサー」――つまり、助けとなってくれ、回復に取り組んだ経験があり、決めつけたりしない、信頼のおける人物――と関係を築くこともあります。

家族のための連合グループは、アルコホーリクス・アノニマスのように、介護者としてのあなたの力にもなってくれるでしょう。これらのグループは、イネイブリングや共依存の問題を明らかにし、必要なときには支援を提供してくれます。

ちょっとしたこと

その他にも、愛する人がより積極的な態度を取り戻すためにあなたが手助けできる、たくさんのちょっとした事柄があります。その一例をご紹介しましょう。

- 共に祈る。信仰上の慣例は、希望や精神的な再生の源になり得ます。
- 困っている人へのボランティア活動に参加するよう働きかける。この章の冒頭で述べたように、気分が落ち込んでいる人が、短時間でも自分自身から逃れる機会があると、その人は自分の人生の問題に対する視野が開け、より現実的になれるのです。
- セルフヘルプの本やテープを家の中に置く。押しつけるのではなく、愛する人が見たいときに見られるようにしておきます。
- コメディのビデオを借りてくる。ケーブルテレビで放送している「アイ・ラブ・ルーシー」のような古いコメディシリーズも楽しいものです。何をしようとしているかを言ったり、愛する人の許可を求めたりせずに、ただ観始めましょう。たぶん、彼らもあなたと一緒に観始めて、一緒に笑うでしょう。
- 音楽を聴いたり、歌を歌ったり、コンサートに出かけたりする。特にあなた方が共に疲れきっているなら、音楽は癒しの効果をもたらすでしょう。
- チェスやスクラブル［訳注：語句のつづり方を競うゲーム］、モノポリーのような、お気に入りのボードゲームで遊ぶ。これらは気晴らしになります。

ラジオ出演している心理学者、トニ・グラントは、番組の中で、「三十秒間のフレンチキス」

がとても効果的だと報告しています。親密さを増し、孤独感と抑うつ感を軽減する、即効性のある治療法だというのです！　そう簡単だったらよいのですが！　しかし、ユーモアのセンスや場を明るくする能力は、あなたと愛する人が自信をもってうつ病との闘いの手段として使える潤滑油のようなものと言えるでしょう。

第11章 医学から何を期待すべきか

私とは長い付き合いになる患者のシャノンは、ある日診察室に入ると、その週の頭に受けたカップル・カウンセリングのことを話したがりました。そのセラピストは、彼女が十年間断続的に私と会い続けた理由を尋ねたそうです。特に昨今の管理ケアと「短期療法」の時代には、十年は実に長い時間と見なされます。（もちろん、大半の人にはそれほど長いセラピーは必要ではありません。しかしなかには、心理的もしくは身体的虐待や、喪失体験がとても深刻で、長期間のセラピーが必要なケースもあるのです）

「すぐに彼女に言ったの。ミッチじゃなかったら、きっと私は死んでいたって」。シャノンはそう断言しました。

きっぱりしたシャノンの言葉、そしてその言い方は、感情を揺らすことなく事実を言っただけなのですが、そのセラピストを立ちすくませたようです。そして私をも。

シャノンは続けました。「初めて会ったとき、私は二十歳だった。先生は私の人生で、初めて私を信じて理解しようとしてくれた人だった。その支えがなかったら、私は自殺していたと思う。先生は私の最後の希望だった。私は扱いやすい患者ではなかったわ。でも、セラピストの質問で真実が浮かび上がったの。私は本当に先生に感謝しているということよ」

私はシャノンの言葉に心を動かされました。何か話そうとしましたが、出るのは嗚咽とむせび泣きの声だけでした。私自身、何年も前の初期のセッションを思い出しました。毎週毎週、この若い女性はセッションのほとんどの時間、泣いたままでした。彼女は声を殺し、短い言葉で、手短に彼女の人生について伝えようとしていました。そして私は再び、人間が抱える苦しみの深さを思い知らされたのでした。

シャノンが見出した支援とうつ病からの回復の描写で、私は、三人の師についての古い禅の話を思い出しました。これは、セラピストや、直接、人を援助する職業に携わる人たちの養育的で支持的な役割について明らかにする寓話です。

一番目の師は、弟子は空っぽの器で、そこに師が知識を注ぎ込むものと見ていました。二番目の師は、弟子を土、自分を陶芸家と見ていました。彼は、自分が正しいと考えたイメージに沿うように弟子たちを訓練し、型にはめました。三番目の師は、弟子を庭の植物のように扱いました。彼は、どの花にもどの樹木にも、適切でありながらも独自の光、水、栄養のバランスが必要であることを知っていました。彼はサボテンにバラと同じような水やりをしませんでしたし、若木を成長した木と同じようには扱いませんでした。

私はよく、能力のある心理療法士——臨床心理士、臨床ソーシャルワーカー、家族療法士など——の役割に対する比喩として、庭師としての教師について考えることがあります。能力のある心理療法士は患者の強い味方として行動し、患者自身の健康や自立、目標達成に向けての努力を応援します。

さらに、それぞれの治療体験は唯一無二のものであるため、患者個人がどのように反応するのかを単純化し、分類するのはまったく不可能なことです。もちろん、うつ病になったときには、見捨てられること、孤独、拒絶などといった共通のテーマが浮かび上がります。しかし、それらが各個人に対してどのように作用しているのかということは、サイン同様、独特なものです。事実、そのために、心理学は創造的で好奇心をそそるものとなっているのです。

それぞれの治療関係が独特なものでありながらも、あなたの愛する人がうつ病から回復するうえで不可欠な治療関係をあなた方が築くのに役立つ、一般的なガイドラインがいくつかあります。

良い心理療法士に期待できること

セラピストから適切な治療を受けているのかどうか、どうやって判断すればよいのかと私たちは戸惑うことがあります。以下の基準を用いて、その疑問への答えを見つけてください。

- 心理療法士は、クライアントがうつ病に打ち勝つ力をもっていると信じていなければならない。このように信じていることの重要性を率直に話し合った後でも信頼を見出せなければ、セラピストを変える。
- 心理療法士は、あなた、あなたの愛する人、家族を力づけようとしなくてはならない。ハーバード大学医学部で教鞭を執る精神科医、ジュディス・ルイス・ハーマンは、著書*で次のように述べています。「どれだけ患者の当面の利益にかなっているように見えても、『患者』から力を奪い去るような介入が回復を促すことはないであろう」
- 愛する人が自分の世話をする責任を放棄したり、自分自身や他者を傷つけたりするなら、心理療法士は素早い介入を行わなければならない。それでもやはり、心理療法士は本人と可能なかぎり話し合い、安全で配慮ある枠組みの中で選択肢を提供しなくてはならない。

- 心理療法士は、愛する人がうつ病と自らの生活へのコントロールを取り戻せるよう手助けするための、明確な戦略をもたなくてはならない。
- 適切な家族的、社会的サポートが欠けている場合には、心理療法士は自ら進んで強い味方として行動しなければならない。
- 心理療法士は客観性と、異なる視点を提供すべきである。本人の自主性を促すやり方で、彼らの体験を再構成しなくてはならない。

ハーマンは、「心理療法士の役割は、理知的かつ相対的な立場で、洞察力と共感的な結びつきを育むことにある」と述べています。治療的な関係は相互の信頼に基づくものであり、強制したりコントロールされたりするものではありません。効果的なセラピーは、共同作業的な過程を辿るのです。

その時点では、治療的な関係の影響力がわからないことがよくあります。危機を脱し、私たち皆が直面する生活上の問題が治療的な相互作用の焦点となってようやく、起きた変化がわかるよ

＊Herman, Judith Lewis. *Trauma and Recovery*. New York: Basic Books, 1992.（邦訳『心的外傷と回復』みすず書房）

うになるのです。嵐の真っただ中では、安全な港があるとは感じられないかもしれません。あなたや愛する人と共同作業を行う心理療法士は、一緒にその安全な港へ辿り着き、回復へと向かうために闘うチームの核となるものを作り上げるのです。

愛する人の担当の心理療法士と話し合う

治療や回復のためのチームにおいて家族は重要な位置を占めますが、思うように参加することが難しい治療的および倫理／法的な状況もあります。あなたが愛する人のセラピストは、回復を損なうような信頼への裏切りを行うことなく、本人ができるだけ治療に対してのコントロールを維持できるよう力づけます。

すべての医学および心理学の専門家は、患者 - 医師間の会話の守秘義務を守るようにとの法律に縛られています。愛する人による書面での同意がなければ、その人の治療について、セラピストとあなたはどのような情報も共有することができないのです。

守秘義務に関する法律は、話が暴露されたり漏洩したりする恐れなく、セッション中に重要と思ったことは何でも話せる適切で安全な環境を作り出します。

これまで私は、愛する人がうつ病から回復するための闘いを手助けするためにあなたが利用できる戦略を広範囲にわたって述べてきました。しかし、家族があまり介入しないことが重要となる状況もあります。例えば、身体的、性的、感情的虐待のあった家族では、守秘義務が不可欠です。強い味方としてセラピーに参加することと、うつ病の愛する人の秘密を守ることとの間でうまくバランスを取ることが、効果的なセラピーにとって重要な側面となります。家族と個人の力動に関する徹底的な評価が確立するまでは、セラピストは患者を守ろうとして用心しすぎるくらいになるものです。これは、あなたが望むよりも時間がかかるかもしれません。

私はこれらの問題と関連する事例を受けもったことがあります。

私の患者であったキャシーの娘、二十三歳のメリンダは、恋人と大喧嘩をした後、実家に戻ったばかりでした。メリンダにとっての危機があった翌月、キャシーは次第に娘の行動が心配になってきました。彼女は身だしなみに構わなくなり、午後にならないと起き上がらず、ある晩には、キャシーは娘が夕食後に嘔吐していることに気がつきました。

キャシーは娘のセラピストと連絡を取り、いろいろ大変なことはありましたが、検査と可能な治療を受けさせるために、病院へ行くようメリンダを説得しました。

キャシーがとても驚き困惑したことには、精神医療チームは検査の間、キャシーを遠ざけました。そして、メリンダが何気なく自室に置いた、暗く、恐ろしく、涙で濡れた詩のノートを見つけたとき、キャシーはさらに不安になりました。キャシーはそれを病院へ持っていき、担当の精神科医に渡しました。「どうやってこれを持ち出したのですか？」と尋ねたことを除けば、医師は彼女にほとんど何も言いませんでした。

この精神科医の質問によって、キャシーは、医療スタッフは娘のうつ病の責任が自分にあると疑っているのだと思い込んでしまいました。役に立ちたいと願う気持ちが侵入行為と見なされたと感じ、とても打ちのめされました。彼女は腹を立て、医師に対して防衛的になり、涙に濡れながら病院を後にしました。実を言えば、キャシーはすでに娘の状態に対する罪悪感を心に抱いていたのでした。

私たちはセッションの中で、精神科医を敬遠せずに、彼に彼女の失望感を伝えるための方法を探りました。キャシー、その精神科医、そして私は、キャシーの懸念と、おせっかいと受け取られることなく力になりたいという彼女の気持ちについて話し合いました。キャシーは自分の不安を伝えることができました。今度は精神科医が、守秘義務を守るやり方でチームの所見をまとめる必要があったと説明しました。彼は、最終的にはキャシーがメリンダの回復において重要な役割を担うと信じていたのです。

医療スタッフがメリンダを検査し、キャシーとメリンダの関係を評価するのに十日間ほどかかりました。それ以降、医療スタッフは患者個人の治療、適切な薬物療法、そして家族療法へのキャシーの参加の仕方との間で適切なバランスを見出したと感じました。

強い味方にとって、入院や待たされることは打ちのめされるような体験です。この時期にサポートを得ることは、忍耐強く、最終的には支援的な態度へとつながっていくのです。

セラピストは、守秘義務の問題に関してはさまざまな戦略をもっています。守秘義務に関する法律は、それに従ってすべての決定が行われるべき指針となっています。それはアメリカの州ごとに異なっていますが、概して、どの州も一定の基本的なガイドラインに従っています。患者は個人情報保護の権利をもっています。つまり、あなたの愛する人が法的能力のある成人であれば、セラピストはあなたや他の人に診断や治療について話す場合は何であれ、本人から書面での同意を得なければならないのです。この情報保護の権利放棄は特異であり、一般的ではありません。特定の人に特定の期間適用されます。強い味方として、あなたは愛する人の治療に参加したり、定期的に情報を得たりしたいし、その必要があると思っていることでしょう。あなたにも参加してもらいたい、情報を公開してもらいたいと思っていると、セラピストに伝えてほしいと本人に頼むこともできます。これを可能にするには、愛する人は主治医に、「ええ、妹が知りたいことは何でも伝えてもらって構いません」のように言って、そして書面にサインをし、それを有効にしなければなりません。

セラピストは、家族が治療に参加するきっかけをつくることもできます。うつ病は拒絶感を生じさせることがよくあるので、セラピストは患者に、家族に働きかけるよう求めるかもしれません。患者に妻をセッションに連れてくるように、あるいは、身内に電話して自分に起こったことを伝えるようにと言うかもしれません。

セッションの中でどれだけのことを明らかにしていくかということは、慎重を要する問題です。セラピストは実際には難しい問題について自ら何でも話したりせず、セッションでそれについて話し合うよう、あなたと愛する人を勇気づけるでしょう。例えば、セラピストはこんなふうに言うかもしれません。「ご主人が夜、ベッドでテレビを観ていると拒絶感を感じるということでしたら、次の家族面接でそれについて取り上げることが重要かもしれませんね」

守秘義務のルールには例外もあります。患者に切迫した自殺の危険性があると感じたら、医師やセラピストは本人の同意なしに守秘義務を破ることがあります。このようなケースでは、自殺を防ぐためのしかるべき措置を行います。「しかるべき措置」とは通常、同じ状況において賢明な精神科医であれば誰でも行うようなことと規定されています。医師は患者をやむを得ず入院させたり、患者の家族に連絡して自殺予防に協力してくれるよう伝えたりするでしょう。

また、患者が特定の人に対して暴力行為を行うと脅したりしたら、例えば「これから妻を殺しに行く」と言ったりして、それが紛れもない脅しと思われるようであれば、ほとんどの州では、専門家はその脅しの対象となる人や警察に対して警告を発しなければなりません。

カルフォルニア州や他の州では、セラピストに、患者が老人や扶養家族を虐待しているのではないかと疑うだけの強い理由があれば、セラピストは守秘義務を破り、虐待の疑いを地方自治体や保護機関へ報告する義務があります。

もし治療を受けているのが青少年や子どもなら、親からの身体的、性的虐待がない限り、親が最終的な情報保護の権利者となります。十代の子どもがドラッグやアルコールを使用していたり性的行動を示していたりすると、セラピストは紙一重のところを進むことになります。うつ病や自殺との関連があるためにこれらの問題を話し合う必要があるなら、私の場合は、それを両親に暴露して患者との間で築き上げた信頼関係を壊すよりも、セッションの中で一緒に両親に明らかにしていくことを選びます。

どのような状況であれ、セラピストはまず、患者にとっての最善の利益を考えなくてはならないのです。

精神科医療に何を期待できるのか

愛する人と一緒に取り組む心理療法士に注意を払ってきたように、良い精神科医についてもある程度の基準をもつべきです。良い精神科医というのは、薬物療法や薬の副作用についての専門知識があるだけではなく、思いやりと熱意があるものだということを覚えておいてください。

ロサンゼルスを拠点としている精神科医、クリスティン・フォレスト博士によると、最初の診察の間に、精神科医はこれから先の相互交流のトーンを定めるそうです。精神科医は支持的、客観的で、患者を力づけなくてはなりません――つまり、心理療法士と同様に、患者は良くなれるし、なるだろうと信じていなければなりません。診断の鍵になるとは限りませんが、精神科医は主訴を尋ね、一連の症状を特定します。また、症状や人生の出来事、医学的な問題、そして薬物療法の履歴を確認することになるでしょう。最後に、薬物乱用についても尋ねなければなりません。

精神科医は診断を下し、あなたの愛する人が自らの病気を認める手助けを行います。問題のリストを作成し、それに優先順位をつけます。そして、治療の短期的および長期的目標を設定し、愛する人の回復への期待をうまく扱います。この作業の一方で、医師は本人が治療計画に同意し、積極的に参加するよう促さなければなりません。患者は治療チームの積極的なひとつの部分であり、ただ治療を受動的に受け入れる存在なのではありません。

実際、フォレスト博士は、精神科における良い治療関係とは、治癒過程へのお互いの貢献に対する敬意と、両者が互いに耳を傾け合うような信頼に基づくと定義しています。

処方薬での治療では、精神科医は可能な限り最少の用量で薬を用いながら、副作用を防ごうとします。あるいは（症状の改善と引き換えという形で）副作用を相殺しようとするでしょう。これは今まで見てきたように試行錯誤の過程であり、ある程度の時間がかかります。良い精神科医であれば慎重に服用量を調整するでしょう。例えば、フォレスト博士は私に、とても敏感な患者――五ミリグラムでは少なすぎて七ミリグラムでは多すぎる――に対して、ほんの少量ずつ服用できる経口水剤を処方したケースについて話してくれました。

精神科医とあなたが愛する人との間でのコミュニケーションは極めて重要です。ここで、あなたは強い味方として参加することができるかもしれません。精神科の診療はほんの十五～二十分程度ですから、愛する人にとって必要な配慮や治療を得ることは難しいこともあります。本人の許可を得て、精神科の診察に同行するとよいかもしれません。質問事項を事前に考えておきましょう――あらかじめ書き出しておけば聞きそびれることもないでしょう。薬に副作用があるなら（なぜそれが問題なのかも）書き出しておきましょう。そして、精神科医にその問題について尋ねましょう。おそらく、服用量もしくは薬自体が変更されたりするでしょう。今後の参考のために、診察の間メモを取ったり録音したりするとよいかもしれません。

愛する人の治療は、複数の専門家――精神科医、心理療法士、プライマリケア医、また、例えば内分泌科医など――の間で調整される必要があります。あなたの愛する人は、精神科医が個人情報を医療チームの他のメンバーと共有できるよう、情報公開を許可する必要が出てくるでしょう。

チームでのアプローチが必須なら、クォーターバック役や調整役を誰かが担うことが重要となります。私の治療実践では、通常私がこの役を受け持ち、自分たちが間断なく協力して取り組んでいることを確認するため、家族や、必要に応じて医療チーム側の人間を呼んで話し合う予定を立てています。介護者としてのあなたは、家族、病気の本人、そして医療チームの連絡係として行動するという点で、非常に役に立つでしょう。

保険の支払いや免責事項について理解しておくことも重要です。薬物療法や精神科治療は高額になりがちで、治療が完了する前に保険が尽きてしまう人もいます。悲しいことに、急に治療をやめた人の再燃率は八〇%にも上ります。明らかなことですが、愛する人に金銭的余裕がないとしても、治療を続けることが重要です。では、どうすればよいのでしょうか。*

良い知らせがあります。精神科医は精神保健システムと個人が直面する経済的問題にとても精通しているということです。給付金が尽きる前に、あなたは精神科医と保険の問題について話し合っておくべきでしょう。実際、愛する人は自分の蓄えがわずかであると認めることを恥ずかしく思うかもしれず、このような難しい状況がうつ病を悪化させることすらあるのです。しかし、あなたが医師に連絡を取ることができます。医師は各人の支払い能力に応じた料金制度を採用していたり、製薬会社から補助金が出る低所得患者のための他のプログラムを知っていたりするかもしれません。無償で配布できる薬のサンプルをもっていることもあります。精神科医が紹介できる、補助金や経済的支援を提供する組織には次のようなものがあります。Partnership for Prescription Access や Patient Access Network Foundation、ウェブ上の Together RX（http://www.togetherrxaccess.com/home.html）。

これらの経済的問題をめぐっては、愛する人が取り残されることを防ぐための手段がいろいろとあります。本人は動くことができなかったり恥ずかしく思ったりして、このような問題について尋ねることができないかもしれませんが、あなたならきっと何らかの解決策を見出すことができるでしょう。

最後に、私たちはときどき専門家に対して誤った忠誠心をもってしまうことがあるということを覚えておいてください。アドバイスがしっくりこなかったり、医師と患者の相性がいまいちであったりするときに別の精神科医にセカンドオピニオンを求めることは、まったく容認できることなのです。相談を受けた精神科医は、最初の医師が言ったことを補強するかもしれませんし、あなた方が今まで試したことのない新しい解決策を提案するかもしれません。相性は医師‐患者

＊訳注：原則として全国民が公的健康保険制度加入の日本と異なり、自由診療のアメリカでは多くの健康保険を民間企業が行っています。高齢者用のMedicare、低所得者向けのMedicaidと公的健康保険もありますが、保険料が高額なため無保険者も多いうえ、カバー率がまちまちで人によって差が生じています。二〇一二年現在、オバマ大統領が医療制度改革に着手しつつあります。

関係において重要であり、患者が医師の指示に従ううえでの後押しとなるのです。*

入院

どのような状況でうつ病の人は入院するのでしょうか。法律では、うつ病の人に自傷他害の恐れがある場合に入院が必要とされています。

入院は処罰としてではなく、安全のために患者を最小限に制限された環境に置く中間地点として考えることが重要です。理想的には、患者とセラピストが、うつ病の圧倒的な性質によって切迫した生命の危険があるため、最小限に制限された環境が病院――うつ病の人が命を脅かすことなく機能できる最も安全な場所――だと決めることになります。

入院はときどき退屈にもなりますが、日常的に治療が行われる構造化された環境を提供してくれます。薬物療法は注意深く行われ、医療チームが愛する人の経過と予後を評価します。病院という環境では、時間は実に緩やかに流れます。

強い味方としてのあなたにとっては、愛する人はどのくらい回復したのだろうかという懸念に、自らの日課の重荷が加わるため、これは信じられないくらいストレスの多い期間となります。面会の許可が下りた際も、要求されることが多く、骨が折れます。しかし、入院はあなたや家族にとって安全な避難場所を作り出してもくれます。愛する人が治療を受けていて安全だとわかっているので、自分はそれほど心配しなくてもよいと思えるかもしれないのです。

『見える暗闇』（37頁参照）で、ウィリアム・スタイロンは、自らが経験した入院の鎮静効果を次のように述べています。「自己破壊の空想が入院後数日でなくなったことに気づき、驚いた。そしてそれはまた、入院が作り出す鎮静効果の証でもあり、病院が、平和が心に戻る聖域として即効的な価値をもつことの証でもあるのだ」

病院は、患者の家族にサポートグループや家族グループカウンセリングの機会も提供します。これは、あなたの不安や孤立感を和らげるうえでとても助けになります。また、治療が進むにつれ、愛する人と一緒に家族療法に参加することもあるでしょう。

＊訳注：日本はアメリカと医療保険制度が異なります。日本には高額療養費制度や確定申告での医療費控除等が存在します。また、勤労者の場合、国民健康保険以外の健康保険には傷病手当という制度があります。その他にも、自立支援制度という精神科に通院を続けるための金額を地方機関で援助する制度もあります。大学病院等では、相談室でソーシャルワーカーや保健師が医療費や生活費等の相談を受けています。

退院するとき

特に本人の意思に反しての入院だった場合、退院は緊張の時になります。

私の母はうつ病の治療を拒んだので、父とかかりつけ医は彼女を入院させる計画を立て、建前上は以前からの身体的不調の「検査」だと言いました。いったん入院して父たちの真の意図に気づいたとき、母は激怒しました。裏切られたと思った母は私を、父を、医師を、病院を――すべてのものを――自分を虐待した、屈辱を与えたと言ってなじりました。

退院後、母の気持ちに対応し損ねたと知った私たち全員が、母は身体の病気による入院から戻ってきたのだという振りをしました。「はれものに触る」というような言葉では、私たちが用心を重ねたやりとりの危うさを表現することはできません。我が家の緊張感は隠しようもなく、耐えがたいものでした。何千ボルトもの電気が火花を散らしているような状態でした。

しかし、あなたがこんな思いをする必要はありません。当時を思い出すたびに、よくこう考えます。「あのとき自分がわかってさえいれば……」。母のうつ病という問題はもっと直接的に扱うべきものでした。そしてもちろん、今日の現代医療が発展する前のことでした。

退院は、うつ病を阻止できる見込みが十分にない限り意味がありません。精神医療チームに、あなたが家で世話を行っていくこと、退院計画や退院時面接に参加したいと思っていることを知ってもらいましょう。計画は適切で、皆が以下の事柄を含め、予測できるようにする必要があります。

- 次回の診察予約はいつにするのか
- 投薬スケジュールと予想し得る副作用
- 職場復帰の計画
- 何があったのかについて、他の人たちにどう伝えるか
- 家で子どもにどう対応するか（これは家族会議の良い機会になります）

あなたはまた、愛する人が社会生活に戻っていけるように何らかの努力をする必要があるかもしれません。よくあることですが、誰かが精神科施設から退院したばかりだと知ったとき、人はどう声をかけていいのかわからないものです。もし友人がやってきて、愛する人がどうしているのかと尋ねたとしても秘密にする必要はありません。しかし、あなたと本人とで、どの程度まで話すべきなのかについて限界を設定しておくとよいでしょう。

気まずいという理由だけで、家族や友人に、愛する人を無視したり距離を置いたりさせないでください。どう行動すればよいのかを知ってもらいましょう。愛する人にどう対処してもらいたいのかを伝えます。友人には、あなたは自分にとって必要なことを話しているのであり、愛する人とじかに話してもらっても構わないことを知ってもらいましょう。あなたが愛する人のスポークスマンである必要はないのです。

他の人たちの困惑や気まずさへの対応の仕方を練習してみると役に立つかもしれません。入院のことをどう話すかを一緒に決めてもよいでしょう。例えば、こんなふうに言うこともできます。「あのときは本当に大変だったわ。チャーリーに入院のことについて尋ねてもらっても構わないわよ。でも、せいぜい十分か十五分くらいにしたいんですって。普通のことをして、今は生活を楽しむことに専念したいそうなの」。あるいは、こんな感じで伝えてもよいでしょう。「今はそのことを話したい気分じゃないの。チャーリーに聞いて、彼がどんな状態か確かめて。私は彼の代わりに話したくないの」

あなたの愛する人は、入院している間に自分の生活をコントロールすることを諦めてしまったかもしれません。納得がいく程度まで十分にコントロールを回復し維持していけるよう励ましてください。コントロールを失った領域をリストアップし、どの部分なら取り戻せそうかを見直してみると役に立つかもしれません。

状況について愛する人と話をする際には、希望がもてる言葉を使いましょう。うつ病を「破壊的」「最悪」などと言えば、絶望をもたらすだけです。否定的にならないでください。しかし、注意を払い、進歩や小さな勝利を認めてください。確実に、あなたの愛情と理解を表現してください。例えばこんなふうに言うことができます。「あなたが家に戻ってきて、私たち本当に嬉しいわ、チャーリー。ずっと寂しかった。何日かは落ち着かないかもしれないけど、一緒に乗り切るために話し合っていきましょう。私たちみんなが力を合わせる時よ」

現実的な予測も大切になってきます。危機的状況は過ぎたとはいえ、愛する人にはなおうつ病エピソードを再発させる可能性があります。これをいかに予防するかが、退院時面接と精神科スタッフとのその後の治療計画の中で扱うべき問題となります。

さまざまな感情が訪れるでしょう。恐れと同じくらい感激も味わうことでしょう。いずれにせよ、話し合うことが役に立ちます。

経済的負担

五年間、私はローズ家を見てきました。ジェーン、夫のスタン、そして彼らの三人の若い娘たちの相談を無料で受けていました。ジェーンはがんと診断されていました。度重なる治療と能力的な障害によって、収入の多い法律関係の仕事は徐々に減り、結局辞めることになりました。医療費は莫大な額になり、一家が必要とする金額も相当なものでした。しかし私は、私からの心理的なサポートなしでこの大変な状況を乗り切ってもらおうとは思いませんでした。ジェーンが他界した後も、私は無償で一家がこのひどい喪失体験に対処できるよう援助し続けました。

実務のうちのわずかな部分を、私はローズ家のようなケースに当てています。そして私は、同僚たちのほとんどが、ときどき無償で（善意で）援助をしていることも知っています。

もちろん、一人のセラピストにできること、自ら進んでやれることには限界があります。しかし、危機的状況下では、減額された料金や無償でサービスを提供してくれるセラピスト、クリニック、機関があるのです。

セラピーを受ける余裕がないからといって、愛する人のための援助を受けることを諦める必要はありません。あなたは強い味方として、料金を割り引いてもらえないかと聞いてみることができます。本当に必要なら、減額や返済予定の交渉をすることは理にかなっています。セラピストが減額のことを扱えないとしても、扱えそうな人を紹介してくれるでしょう。骨が折れ、時間もかかると思いますが、経済的に楽になる可能性はあります。

入院にはお金がかかります。これはどうしようもありません。しかし、条件を満たす保険があればやりくりは可能です。しかし残念ながら、これまで見てきたように身体的な原因でうつ病のような病気が起こることがしばしばあるにもかかわらず、ほとんどの保険会社は「身体」疾患と同じくらい完全には精神疾患を保障の対象としていないのです。

精神保健を専門とする私たちのすべてが、この状況がすぐに変わることを願っています。ロザリン・カーターやティッパー・ゴア〔訳注：ゴア元副大統領夫人〕のように影響力をもつ人たちが、保険会社の目から見て精神疾患が身体疾患と同等の扱いになるよう根気強く働きかけ、ある程度の成功を収めています。精神疾患と身体疾患への生涯給付の制限は、現在では等しくなっています。

ところで、強い味方として、あなたはあなたと同じような状況にいる人たちと力を合わせることができます。全国精神障害者同盟（ＮＡＭＩ）や全米メンタルヘルス協会などの機関は国内に支部をもち、同等に扱われることと汚名をなくすことを主張しています。あなたの声が加われば、おそらく最終的にはこのような不公平はなくなるでしょう。

第12章 うつ病が危険なものとなるとき

ジェニファーと出会ったとき私は二十二歳で、中学校で国語を教え始めたばかりでした。彼女は私の教え子の一人でした。ジェニファーは十四歳のとき自殺で亡くなりました。

ジェニファーの死を知ったのは彼女が亡くなった後でした。しかし、私は彼女がうつ病だということを知っていました。彼女は詩を書いていて、それもただの詩ではなく、深遠な隠喩に満ちた素晴らしく叙情的な自由詩だったからです。それはエドガー・アラン・ポーとボブ・ディランをミックスしたような、暗く、それでいて忘れられないほどに美しく哲学的な詩でした。彼女は学ぶことが好きで、創造の意欲に満ちた、教師に可愛がられるタイプの生徒でした。

夏に入った頃、彼女は私の家に電話をかけてきました。いまだにどうやって私の連絡先を知ったのかわかりませんが、彼女は私が隠喩について教えたこと、そして彼女のためにしようとしてきたことに感謝を伝えてくれました。「私、家出してるの」。ジェニファーは悲しげに、きっぱりと言いました。彼女は、孤独感やうつ病の深刻さを理解しない年老いた祖父母と一緒に暮らしていました。

「明日、サマースクールに顔を出せないかい？」。私は尋ねました。「きっと君の力になれると思うんだ」

「もう遅いの」。彼女はこう答えました。「もう出てきちゃったし、電話ボックスからさよならを言いたくてかけてるから」

私は電話を続けさせようとしましたが、彼女はもう行かなきゃと言いました。何があったのかはっきりとはわかりませんが、その夏の終わり頃に彼女は亡くなり、暗黙の了解として、彼女が自殺したらしいということを知りました。後に彼女の友人から、ジェニファーは「事故」に遭い、薬物の過剰摂取で死んだと聞かされました。

ジェニファーの死が私に深い衝撃を与えたことは間違いありません。このことが、母との体験も重なり、私にロサンゼルス自殺予防センターの実習生になることを決意させたのです。こうして私はセンターの所長と出会い、それが私の人生を永遠に変えることになりました。訓練と電話相談の最後の年に、私は「青少年の自殺――孤独への攻撃」というタイトルで修士論文を書き、博士課程へと進み、臨床心理士になることを決めたのでした。

私が研究とロサンゼルス自殺予防センターでの日々から学んだことは、自殺はおそらくほとんどすべて予防できるということです。十分な介入があれば生きる意志は回復し、死への衝動に打ち勝つことができるのです。

失われた若い命

ジェニファーの人生と早すぎる死を考えると、こう思わずにはいられません。「もし私が自殺の兆候に気づいてさえいれば、おそらく何かできていたはずだ。……ジェニファーを救うことができたかもしれないのに」

最近、ロサンゼルス郊外の高級住宅地、ランチョ・パロス・ヴェルデスで起こった二人の悲劇的な自殺の記事をロサンゼルス・タイムズ紙で読んだとき、もう何年も前のジェニファーの自殺のことが否応なく思い出されました。二人のティーンエイジャー、十六歳のクリス・ミルズと十五歳の恋人へイディ・キャンベルラインは、断崖から砕け散る波に向かって飛び降りたのでした。

傍目には、二人はうまくやっていたようでした。クリスは成績優秀で大学レベルの授業を受けていました。彼は絶好調でした。多くの人の目から見て、クリスは幸せそうで社交的でした。ヘイディは乗馬とサッカーが大好きでした。彼女の友人たちは、ヘイディを「情熱的で活発」と表現していました。最近になって、信仰が彼女の生活の重要な位置を占めたようでした。

いったい何が問題だったのでしょうか。ジャーナリストのJ・マイケル・ケネディとジェフ・リーズは次のように書いています。「若者なら誰でも言うことかもしれないが、親というものは、さまよえる若い魂の内面世界を最後までわからないものだ。バリケードで囲まれている断崖から二人の子どもたちは死へと飛び込んだのだが……彼らの友人は、後から考えてみれば、二人が内面で悩みを抱えているのは明らかだったと話している」

クリスの親友たちは、彼が死に取り憑かれているようだと感じていました。「あいつは死んで幸せになるって感じだった」。友人の一人がそう言っています。また別の友人は、クリスは自分がどれほど落ち込んでいるかと話していたが、「でもそこまでやるとは思わなかった」と言いました。クリスは作文の課題で自殺に触れ、またロックスターであったカート・コバーンの自殺のことを聞いて涙を流していたのでした。

一方、ヘイディは人生を大袈裟に表現したがる、かなり陽気な女の子と見られていました。死の直前にヘイディは、新しいボーイフレンドとの関係について決められたルールのことで両親と言い争っていました。

実に多くの友人や親戚たちが二人の死を深く悲しんだとき、困惑と涙から生まれた重要なテーマは、「こんなことが起こる必要はなかった」ということです。警告サインがあったのです――誰もが、もっと真剣に受け取めていればよかったと考えた警告サインです。

ジェニファーの死と同様に、この顧みられることのなかった警告サインの悲しい物語は、誰かが自殺を試みたり実際に自殺したりしたときに、不可能を可能にするチャンスがあったならと願う介護者の心はまったく変わらないのだということを私に気づかせてくれました。本章が目的とするのは、三十年以上前のジェニファーの死や、最近のクリスとヘイディの死のような悲劇は、起こる必要がないということをあなたにもわかってもらうことです。警告サインがあります。そして、それに気づいたとき、あなたには愛する人の自殺を防ぐためにできることがあるのです。

サインを読み取る

精神科医デヴィッド・D・バーンズが著書*で明らかにしているように、「自殺念慮というものはうつ病でない人にも一般に見られるものだが、もしあなたがうつ病なら、自殺衝動の現れは常に危険な症状と見なされるべき」です。しかし、どうやって他の人の自殺衝動を把握すればよいのでしょうか。以下のような手がかりが役に立つかもしれません。

- 以前は楽しんでいた活動や趣味に興味をなくし、仕事やキャリアにも関心を失う。
- 収集していた切手、宝石、お金など、お気に入りのものを手放す。
- 遺書を書く。
- 会話は理性的になされているようであるが、異常に暗い性質を帯び、死が高尚なものとされている。（例えば、クリス・ミルズは「向こうの世界はもっとずっと素晴らしいはずだ」と話していました）
- 死んだ人のことに遠まわしに触れる。その死が悲劇的なものであったとしても、故人との一体感や同情が語られる。例えば、クリスはカート・コバーンと自らを同一視していました。

- 暗黒、死のイメージ、深い孤独感で彩られた詩や散文を書き始める。
- 常に、継続的に、積極性に欠け、消極性にとらわれている。
- アルコールや薬物の乱用が増える。
- できる範囲内で、具体的かつ独自の致命的な自殺計画を準備したり、話したりする。そしてその計画の遂行を抑止する手段をもっていない。自殺を口にする人は実際には自殺しないというのは迷信です！　自殺について話すことは、ひどく危険であるというサインなのです！
- 自らの感情から切り離されているかのようで、友人や家族とも距離を置く。

これらのサインに加えて、愛する人の自殺の危険性をより高めるかもしれない要因について意識しておくことが役に立つでしょう。それには、以下のようなものが含まれます。

- うつ病や他の精神疾患に罹ったことがある。シカゴのラッシュ - プレスビテリアン - セント・ルーク治療センターの精神科部長、ジャン・フォーセット博士によると、自殺する人の九三

---

*Burns, David D. *Feeling Good: The New Mood Therapy*. New York: Avon Books, 1992.（邦訳『いやな気分よ、さようなら：自分で学ぶ「抑うつ」克服法　増補改訂第2版』星和書店）

〜九五％が精神疾患（最も多いのがうつ病）や、うつ病を伴う薬物依存、あるいは統合失調症に罹患しているそうです。

- 以前にも自殺を図ったことがある。
- 家族の自殺。
- 婚姻関係：最も危険なのは、独身で子どももがいない人です。死別、別居あるいは離婚、結婚しているが子どもはいない、結婚していて子どもがいるという順に、危険度は下がります。
- 失業や倒産などのキャリア上の大きな挫折。
- 弁護士、精神科医、警察官、ミュージシャンは、一般の人より自殺率が高い。
- 性差：女性のほうがより多く自殺を図るが、男性のほうが遂行の確率が高い。男性は命を絶つために、薬物の過剰摂取などよりも、銃や首吊りなど、より致命的、暴力的な手段を用いることが多い。
- 年齢：自殺の危険性は年齢とともに増加する傾向にある。フロリダ大学医学部のマーク・S・ゴールド博士によると、六十五歳以上の人の自殺率は、一般の人の十五倍にも上るそうです。おそらく、配偶者よりも生き長らえることや、健康の衰えと関係があるようです。
- 健康状態：慢性疼痛や不治の病に苦しんでいる人は、自殺の危険性がより高いようです。最近の大手術も危険性を高めます。

- 薬物乱用：ジャン・フォーセット博士によると、自殺を試みて実際に死んでしまう人は、高い割合で薬物を乱用しています。著書（277頁参照）の中でキャシー・クロンカイトは、フォーセット博士の「アルコールに加えて、マリファナやコカインといった薬物（の使用）は、（自殺遂行の）危険性を十倍に高める」という一文を引用しています。
- うつ状態から回復しつつあるとき：皮肉なことですが、うつ病から脱しつつある人は深刻なうつ状態にある人よりも自殺の危険性が高まります。うつ病固有の無気力はなくなっているかもしれませんが、自殺念慮は残っているのです。この段階では、致命的な計画を実行するだけのエネルギーをより多くもっているのです。
- 強烈な絶望感、妄想、不安。ロサンゼルスの精神科医、スチュワート・ヴォルマンの非公式の研究によると、うつ病と結びついた不安は自殺の危険性を増すとのことです。ジャン・フォーセット博士はこの所見を支持しています。「自殺する人のほとんどが、その前に強い不安感やパニック発作を悪化させている。彼らは深刻な精神的苦痛の中にあり、生き続ける苦しみはひどく耐えがたいものなのだ」

愛する人が自殺を考えているかどうかを判断するにあたって私がアドバイスできる中で最も大切なことは、自分の直観に従うということです。何かおかしいと感じたら、おそらくそうなのです。自分の直観を信じてください。手遅れになってからサインを見逃したことを後悔するよりも、心配しすぎなくらいのほうがずっとよいのです。

ボーイフレンドが交通事故で亡くなってから、シェリルの十五歳の娘ケリーはうつ病の兆候、そして自殺傾向も示し始めました。ケリーは腹を立てていて、それが行動にも現れていました。トップクラスだった成績はC評価まで滑り落ちてしまいました。髪を紫色に染め、二度も家出しました。ボディピアスやタトゥーのことを口にしました。ほとんどの時間、ケリーは押し黙り、ふさぎ込んでいました。

シェリルは、ケリーの担当セラピストの気軽な態度が気になっていました。「私たちも注意していますが、これは普通の青少年の行動としてはよくあることですよ」。セラピストはそう言いました。「あの年頃のそのような状況でボーイフレンドを亡くせば、無理もないことです」

しかし、シェリルはそうは思いませんでした。本能的に、ケリーは大変なことになっている、今までにないほど大変な状況にあると感じたのです。シェリルはケリーのことが気がかりで不安になり、夜中に眼を覚ましていました。彼女には、娘の反抗的な態度が深い悲哀の表れだとわかっていました。これは十代の不安の表れ以上のもの、紛れもなく危険なものだと確信していたのです。カウンセリングで十分だとは思えませんでした。

娘の許可を得て、シェリルはカウンセリングに参加して、娘に自分の気がかりをわかってもらうことにしました。ケリーは、母親が彼女の悲哀を真剣に受け止め、それをさっさと片づけようとはしていないことを知って、自らの自殺念慮を話してもよいと感じました。ケリーは生きていても意味がないと考えていました。「天国でケビンと一緒になりたい」と彼女は口にしました。セラピストはケリーの絶望の深さを知ってすぐに行動を起こし、医学的評価と抗うつ薬による治療のためにケリーを精神科医に任せました。

シェリルは自分の直観を信じました。彼女は正しかったのです。おそらく行動を起こしたからこそ、彼女は娘の命を救うことができたのでしょう。

介　入

ロサンゼルス自殺予防センターで働いていた期間、脳裏に焼きついたことがありました。それは、ほとんどの人は自殺を考えていても、死を望んではいないということです。適切な治療とサポートがあれば、自分に最も暴力を向けやすくなっている時期でも乗り越えることができるのです。

自殺予防センターへの電話のほとんどが、緊迫した耐えがたい苦痛をやり過ごそうと、必死でかかってくるものでした。本当に耳を傾け、継続的な治療のための戦略をもつカウンセラーと話すという行為は、自殺を考えている人に暗黒の時を乗り越えさせることができます。

ニューヨーク・タイムズ紙の編集者宛ての投書が、このことを私に痛感させました。投書をしたケネス・M・グラットは、ニューヨーク州ダッチェス郡の精神保健部長です。その冒頭で彼は、どれほどサンフランシスコ住民が「死にたいと思っている人はすぐに他の自殺方法を見つけるものだ」という考えから、自殺予防パトロールに加えてゴールデン・ゲート・ブリッジ［訳注：サンフランシスコの観光名所で自殺の名所でもある］に柵を建設することに反対していたかを述べています。

彼はこの考えに反論し、ポキプシーにあるミッド‐ハドソン橋での経験が、投身自殺を図ろうとする人たちは最後の瞬間まで死ぬかどうか迷っていることを証明していると述べています。手を差し伸べられれば、彼らは助けにすがろうとする、というのです。彼は次のように書いています。「橋の上には、『人生は生きる価値がある』『二十四時間いつでも助けます』と書かれた二つの電話ボックスがあります」。これらの電話ボックスは、郡の精神保健部門の緊急電話相談につながっています。「十一年間でこの電話は五十五回使われました。一度だけ電話をかけた人が川に飛び込んだのですが、このことは、橋から地元の緊急救命室へ運ばれた五十名のうち、一名だけしか亡くなっていないことを示しているのです」

グラット氏は、自殺行動は大概時間が限られており、しばしば衝動的で、アルコールや薬物によって後押しされていることを明らかにしています。警告サインがあるなら、強い味方としてのあなたは自分の直観を信じ、助けを求める勇気をもたなくてはなりません。

私は、この問題についてははっきりさせたいと思います。つまり、うつ病の人の自殺念慮はさらなる治療が必要であることを示しているということです。自殺はうつ病の解決策ではありません。解決策は治療です！　もはや静観すべき状況ではありません！　愛する人の自殺念慮や、一見筋の通った自殺計画の話は、ただの助けを求める叫び声ではありません。それは行動を起こせという合図なのです！

とるべき手段

自殺の試みが切迫しているように感じたら、あなたの言葉や行動が愛する人の生存を左右するものとなります。可能なら、以下のステップに従いましょう。

次のように言ってください。

- 「今は希望がもてないというのはわかるわ。それはとても大変なことだと思う。私たちには助けが必要なのよ」
- 「自殺が答えではないよ。もっと助けが必要ということだよ！」
- 「あなたか私が心理士か精神科医に連絡を取って、話し合ったほうがいいと思うわ」
- 「僕はここにいるし、君を置き去りにはしないよ。君はひとりじゃないんだよ」
- 「すぐに病院に行きましょう」

抵抗されたら、次の介入を行いましょう

- 地域の自殺予防センターや同様の緊急電話相談に連絡を取る。
- 緊急通報用電話や警察へ連絡する。警察署に精神科救急チームがある都市もあります。訓練を積んだセラピストがすぐに調査のために自宅にやってきます。
- 精神科救急チームが自治体になければ、救急隊員か警察が救急車でやってきて、検査のためにあなたの愛する人を病院へ連れていきます。

自殺を考える人たちのほとんどは**死にたくはない**ので、これらの手段はどれも必要なことです。

強い味方として、あなたはできるかぎり後悔はしたくないだろうと思います。私も、あなたの努力が自殺を防ぐと断言したいところです。しかし残念ながら、あなたが何をしようと、そうできないこともあります。愛する人を自殺で失った人たちから私が学んだことは——それは辛く打ちのめされる出来事ですが——、最後には慰めを見出すことは可能だということです。

夫を自殺で失ったカレンは、後に私にこう言いました。「苦しみを消し去ることはできないけれど、自分にできることはすべて行ったということは、なんだかおかしなことだけど、受け入れられるの。できることをすべて行ったのなら、それ以上何を言ったりしたりできるというのかしら？　奇妙なことだけど、誰もそれを否定できないから、心の中でそうわかっていることが私に慰めを与えてくれるのよ」

第13章 新たな正常を見つける

数年前、ウェルネス・コミュニティの全国組織の臨床指導者として、私はボストン支部の現場を訪れました。前にも述べたように、ウェルネス・コミュニティはがん患者とその家族のための心理的、感情的サポートとして無料のプログラムを提供しています。私は家族グループ・ディスカッションに参加しました。

あるとき、夫の白血病との闘いについて話していたダイアンという女性がこう言いました。「おわかりだと思いますが、しばらくは、たとえ白血病がフレッドを襲わないとしても、うつ病が彼を飲み込んでしまうのではないかと心配でした」

ダイアンは大きく息をついて、フレッドの白血病が寛解してうつ病も軽くなった今は、嬉しくて幸せだと言いました。「まるで二人で大きな闘いを乗り越えたような感じです」

そこで言葉を止め、彼女は深く息を吸い込みました。「わかってくださるでしょうか」。穏やかな声で彼女は打ち明けました。「いろいろなことが本当に同じではないのです。前とはまったく違っています。正常なのです。けれど、本当に新しい正常なのです。私たちの生活はたくさんの方向に流れていってしまいましたが、ようやく今、元に戻ったのです。まるで限界まで伸びた輪ゴムのようです。輪ゴムとしてはまだ使えるけれど、ちょっとたるんでいるといった感じです」

参加していた人たちは笑って理解を示しました。

治癒

心理学者として働いてきた間に、私は、「元通りになるまで待てない」と口にする、たくさんのうつ病の人たちやその家族に出会いました。しかし実際のところ、どうやってまったくの元通りになれるというのでしょうか。「60ミニッツ」［訳注：米国CBSテレビのドキュメンタリー番組］のインタビュアー、マイク・ウォレスは自らのうつ病からの回復について次のように述べました。「少しずつ少しずつ治っていきました。編みあがっていくように良くなっていったのです。たぶん、ちょっとした傷痕は残っているかもしれませんが……」

強い味方として、あなたは心の奥ではいつも不安を抱えているのではないかと思います。「また同じことが起こったら？　私には、私たちには、それに対処する準備ができているだろうか？」と。しかし、一度乗り越えたのであれば再び乗り越えられるということを知っていれば、大いに安心できるというものです。強い味方たちはこれらの試練、克服された問題を示す傷痕を、エンパワーメント*と愛する人との絆の深遠な源として活用することを学ぶのです。

もちろん簡単な答えはありません。何度も何度も繰り返し、がん患者との取り組みが示してくれたことは、彼らがこの恐ろしい病気からの生還、回復へ向けての闘いについて話すとき、病気を乗り越える際に得た――ときには思いがけないような――二次的な利益について述べてくれるということです。そして、彼らはこう自問するのです。「自分はこのレッスンを学ぶために、この人生でがんに罹らなければならなかったのだろうか？」と。

その答えは、「いいえ」です。しかし、病気の結果として彼らが得た解決策や対処法は、心に

＊訳注：力をつけることという意味で、もともとは女性解放運動や公民権運動などで、女性、黒人の権利の拡張、人間性の復権を意味する術語として使われました。社会福祉や教育の分野でも用いられますが、看護・医療では患者本人がもつ力を信じ、患者が自らの問題を解決していく力を発揮できるよう援助する意味で用いられます。

しっかりと残っています。がんを克服した人の中には、家族や友人に対して「ノー」を言うことや、家族や友人に対して制限を設けることを学んだという人もいれば、職業や人間関係を変えたという人もいます。

しかし、生活上の多くの困難があるにもかかわらず、皆が同じ決意を口にします。病気に襲われてから、物事は同じではなくなります。けれど、おそらく意外に思われるかもしれませんが、彼らは以前と同じようになりたいとは思わないのです。ダイアンのように、彼らは新たな正常を見つけました。試練であるとしても、より良い新たな生き方を見つけたのです。

うつ病からの回復も同じような過程を辿ります。近年に書かれた多くのうつ病体験記を見ると、戦闘から帰還した英雄のように、体験者は人生の価値に対して感謝状を捧げていることがわかります。彼らは皆、この恐ろしい体験を再構成し、その中に――いくらかそこで成長し変化したという点で――何らかの良いものを見つけることを学んだのです。

ウィリアム・スタイロンは、自らのうつ病体験を表現するために、ダンテの『神曲』地獄編から冒頭の数行を引用しています。「人生という旅の途中で、自分が暗い森の中にいることに気がついた。というのも、私は道に迷ってしまったからだ」。後のほうで彼は、ダンテの地獄からの脱出と自らの回復とを比較しています。

うつ病の暗い森に暮らしてきた者、その説明しようもない苦痛を知る者にとって、地獄から戻るということは、詩人が重い足取りでとぼとぼと地獄の暗黒の深淵から上へ上へと向かい、そしてようやく「輝ける世界」に現れ出る、というのに似ている。そこは健康を取り戻した者なら誰もがほとんど常に、安らぎと喜びの能力を取り戻す場所なのだ。

多くの体験記では、うつ病は暗闇の中で道に迷うことに例えられています。そしていったんうつ病の霧が晴れてしまえば、再生と希望がやってくるのです。このような生命の復活を目の当たりにするたびに、私は無意識のうちに「アメージング・グレイス」を口ずさみ、母を含め、うつ病と闘った人たちのことを思い浮かべます。

歌が終わりに差しかかり、「私はかつて道を失い、でも今見つけた……」の部分になると、私はうつ病を乗り越えたすべての人たちを思い出し、途方もない感謝の念を抱きます。ケイ・レッドフィールド・ジャミソンは『躁うつ病を生きる』（33頁参照）の中で次のように述べています。「私の精神、心で見せかけの死が起きた後、愛が希望を再生し、生命を回復するために戻ってきた」と。

ゆるすこと

この本を通じて私は、私の母と父との体験を交えて話を進めてきました。最後にもうひとつ、その瞬間そして私の記憶の中で、凍りついたままになっている物語があります。それは一九八九年十月九日、母が脳梗塞の合併症で亡くなる四年半前のことでした。

当時いくつかの出来事が重なったので、この日付ははっきりと覚えています。まず、私の四十三歳の誕生日でした。そして、一年で最も神聖なユダヤ教の贖罪日、ヤム・キパーでした。私たちが通う教会のラビが、「ゆるしへの道：罪と悔恨の探究」という題で私に午後の講義を進行するよう依頼してきました。最初の発作の後、身体が一部麻痺してしまった母は、私たちと一緒に来て、祈り、聖なる日に自分の息子が行う講義を聴くことにしました。妻の家族、妻、従妹とその夫、この本で紹介した数多くのことを間近で見てきた最も親密な家族たちもそこにいました。

この聖なる、そして意義ある日に、私は講義を進めていました。ゆるしの儀式は、ヤム・キパーに関係するしきたりの中でも重要なものです。私は想像の中での体験を指導し、参加者各人が想像の中で、人生の中で誰か最も適切だと思う人にゆるしを求め、ゆるしを得る、あるいはゆるすことを求められればそれを受け入れることをイメージできるようにしました。

課題の終わりのほうで私は、ゆるしを探し求めてきた状況、罪悪感を持ち続けてきた状況について、自らの経験を分かち合いたい人はいないかどうかと呼びかけました。何人かの人たちが、深い傷や、起こしてしまったことをひどく後悔している行為について分かち合ってくれました。話を人と分かち合うことで皆の距離が縮まっていることが私には見て取れました。涙が溢れていました。愛する者同士が抱き合っていました。

まさに終わりに差しかかったとき、母が歩行器にもたれながら立ち上がり、いくらか不明瞭な、それでもはっきりとした声でこう言いました。「お前のような素晴らしい息子を育てた後に、どうして罪悪感など感じるというのだろう？　母親として、これ以上何を望めるというんだい？」母はゆっくりと腰を下ろしました。そして、私と親しい人たちは皆、真情溢れる眼差しを交わし、涙を流し始めました。

もはや言うべき言葉はありませんでした。生涯にわたる苦闘と折々の苦悩の後、母が自分自身と自らの人生に安らぎを見出せる日に立ち会えるまで、私自身生き長らえることができたことへの感謝が溢れ出しました。

強い味方として、あなたにもそんな日が来ることを願っています。そして、もしそんな日がまだ来ていなかったとしても、きっと私の母のこのような言葉が、あなたが確信をもてないときを、その日が来るまで乗り切っていく助けになるのではないかと思います。

用語解説

- アルコール依存症：強迫的、反復的な飲酒を含む症状をもつ慢性疾患で、患者の健康と社会的・経済的機能を損なう。
- アルツハイマー病：進行性の非可逆的な病気で、たいてい老年になって発症する。脳細胞の損失と精神機能の減退という特徴をもつ。
- うつ病：気分障害の中で最も重篤な形をとるもので、不眠、食欲低下、錯乱、遅鈍化、性欲の減退、悲観的で否定的な感情など、さまざまな身体的、感情的症状を呈する。
- 汚名（スティグマ）：古代における恥辱の印。現代では、うつ病のような精神疾患を取り巻く恥辱の感覚と関連づけられており、それによって人は治療を求めようとしなくなってしまう。
- 気分変調症：慢性的な気分の低下で、少なくとも二年以上続くもの。抑うつ期間は大うつ病よりも短く、大うつ病ほどひどくなく、損傷を与えるものではない。
- 急速交代型双極性障害：双極性障害の重篤な形で、日単位で、あるいは時間単位で躁状態とうつ病の気分の交代が生じる。

- 軽躁病：双極性障害と関連し、気分が高揚し野心的となったり、易怒的になるが、個人の機能を妨げるほどひどくはない。
- 抗うつ薬：うつ病の症状を予防、緩和する薬。発病以前の感情状態に戻すことができる。抗うつ薬にはベンゾジアゼピン系、ベータブロッカー、モノアミン酸化酵素阻害薬（ＭＡＯ阻害薬）、選択的セロトニン再取り込み阻害薬（ＳＳＲＩ）、三環系、四環系などがある。
- 嗜癖：化学物質への強い生理的または心理的依存のこと。物質が体内から消失した際に離脱症状が出る。麻薬、アルコール、鎮静薬などで嗜癖が生じる。
- 守秘義務：心理療法士、精神科医、その他の精神保健専門家や医療専門家に患者のプライバシーを守るよう求める、治療に際しての原則。
- 神経伝達物質：神経システムを循環する化学物質で、神経細胞間の電気刺激の伝達を促進する。ノルアドレナリン、ドーパミン、セロトニンは神経伝達物質である。
- 精神病（サイコシス）：うつ病も伴うことがある重篤な精神障害。症状には、人格解体、退行的行動、不適切な気分や表情、妄想、幻覚、衝動性の制御困難、などがある。
- セロトニン：神経伝達物質。この化学物質の不均衡が、うつ病において何らかの役割を担っていると考えられている。
- 選択的セロトニン再取り込み阻害薬（ＳＳＲＩ）：比較的新しい種類の抗うつ薬で、血中での神経伝達物質セロトニンのレベルを高く維持させる働きをもつ。SSRIには、フルオキセチン（本邦未発売）、セルトラリン（ジェイゾロフト）、パロキセチン（パキシル）などがある。

- 双極性障害：躁うつ病としても知られる主要な気分障害。この障害では、過活動と幸福感の期間（躁）と重いうつ病の期間が繰り返される。脳内化学物質の不均衡が原因と考えられているが、心理療法を組み合わせてリチウムでの治療が行われることが多い。
- 炭酸リチウム：双極性障害の治療で用いられる塩化化合物。七〇％の症例で効果がある。（カルマバゼピンとバルプロ酸ナトリウムは、リチウムで効果が現れない人に処方される）
- 注意欠陥障害（ADD）：子どもの病気だが、その症状は成人になっても持続する。注意を保てる時間が短いことと集中困難を特徴とする。リタリンなどの刺激薬、あるいは抗うつ薬で治療されることが多い。
- 電気けいれん療法（ECT）：脳に軽い電流を流す治療法で、重篤なうつ病の、日常生活に支障をきたすような症状を緩和させる。特に複合障害をもつ高齢者や抗うつ薬で副作用が出たり反応がなかったりする人に効果が見られる。麻酔と筋弛緩剤によって、患者の痛みや外傷を負うことを防ぐ。
- 認知療法：アーロン・ベックによって開発された心理療法で、人生上の事柄をどのように考えるかが感情に影響を与えるという理論に基づいている。（否定的な態度がうつ病を引き起こし得る)。治療には、習慣性の思考パターンに挑戦することが含まれる。

- パーキンソン病：神経伝達物質であるドーパミンの減少によって起こると考えられている神経系の障害。症状には、振戦、こわばった表情、歩行困難、身体的および精神的反応の遅鈍化、抑うつなどがある。
- 非定型うつ病：適度の睡眠（一日十時間もしくはそれ以上）、食欲の増加、体重の増加を特徴とするうつ病の一種。非定型うつ病では肯定的な出来事があると元気になるが、拒絶にかなり敏感でもある。
- 妄想：圧倒的な反証があるにもかかわらず、確信が続く誤った信念。妄想はうつ病が重いときに現れることもある。
- モノアミン酸化酵素阻害薬（ＭＡＯＩ／ＭＡＯ阻害薬）：処方されることの多い抗うつ薬の一種。服用の際は特定の食物の制限が必要。ＭＡＯＩにはナルディル、パルナイト、マルプランなどがある。

訳者あとがき

もう何年も前のことです。初めてこの本の原書を手にした頃、それこそ私はスコット先生に呼び出されたときのミッチ少年のようでした。すっかり具合が悪くなってしまった知人と完全に連絡が取れなくなり、途方に暮れていました。無駄なことと知りながらも何かないだろうかと何とかしようとあがいていました。一日の終わりには「へとへとになり」、まるで底なし沼に足を取られるかのように深く沈んでしまいました……。

現在はうつ病についての書籍も多く出版されて、うつ病の患者さんの周囲の方の知識も大分違うと思いますので、燃え尽き状態まで至ってしまう人は以前よりは少ないかもしれません。それでも不安はつきものだと思います。どうするのかという実際的なことだけでなく、自身もつらい思いをしたゴラント氏の非常に共感的な文章こそが、版を重ねてこの本が読み続けられている理由なのだと思います。その翻訳版を出版できる機会に恵まれたことに心から感謝しています。

この本は実現するまで時間がかかりましたが、たくさんの方の後押しで出版されることになりました。矢幡心理教育研究所所長の矢幡洋氏を始め、出版は全くの素人の私にさまざまな方がアドバイスを下さいました。心よりお礼申し上げます。出版を快く引き受けてくださいました星和書店の石澤雄司社長、作業に時間がかかる私にお付き合いくださいました近藤達哉氏には感謝してもしきれません。そして、この本をきちんと世に出すべきだとお叱りくださり、監訳も引き受けてくださいました自治医科大学精神医学講座主任教授加藤敏先生に心より感謝申し上げます。

現在、レジリアンスという概念が広まりつつあります（加藤敏編著『レジリアンス・文化・創造』金原出版、二〇一二参照）。レジリアンスとはもともと物理学用語で、「外からの力に対して物体に生じるひずみ（ストレス）を跳ね返す力」を意味し、それが転じて精神医学・心理学では「困難な状況や病気を跳ね返す力」という意味をもちます。この本で言う「新たな正常」も広い意味で含まれると思います。その道のりが険しかったとしても回復に至った人は何とも言えないしなやかさ、鋼でできた柳とでも表現したくなる独特の人間的魅力をもっている人が多いような気がします。このことは暗黒の深淵から「輝ける世界」に繋がる一筋の光になるのではないでしょうか。どうかあなたとあなたの愛する人が笑顔でありますように。

平成二十五年春分

林　暁子

《監訳者紹介》

加 藤　 敏（かとう さとし）

1949 年　愛知県に生まれる

1975 年　東京医科歯科大学医学部卒業

現在　自治医科大学精神医学講座教授・科長（精神病理学専攻）

〈主著〉

『構造論的精神病理学―ハイデガーからラカンへ』弘文堂，1995.

『分裂病の構造力動論―統合的治療にむけて』金剛出版，1999.

『創造性の精神分析―ルソー，ヘルダーリン，ハイデガー』新曜社，2002.

『統合失調症の語りと傾聴― EBM から NBM へ―』金剛出版，2005.

『人の絆の病理と再生―臨床哲学の展開』弘文堂，2010.

『職場結合性うつ病』金原出版，2013.

『Advanced Psychiatry 脳と心の精神医学』（武田雅俊，神庭重信共著）金芳堂，2007. ほか

《訳者紹介》

林　 暁 子（はやし あきこ）

千葉県に生まれる

東京都立大学人文学部心理・教育学科心理学専攻課程卒業

矢幡心理教育研究所所長 矢幡洋氏に師事，解決志向療法を学ぶ

認定心理士，産業カウンセラー，キャリアコンサルタント，心理相談員

学生・20 歳代既卒者の就職支援，求職者全般の適正相談，がん患者のカウンセリング，仕事や人間関係，仕事と家庭の両立，うつ病を経ての就職活動, 社会復帰に向けての不安, 復職した部下への対応の仕方といった相談に従事

《著者紹介》

ミッチ・ゴラントは，ウェスト・ロサンゼルスに25年前から開業している臨床心理士であり，ウェルネス・コミュニティ・ナショナルの研究開発部長でもあります。*Essential of Psychological Oncology Handbook*（2006）の寄稿編集者であり，*the Total Cancer Wellness Guide: Reclaiming Your Life After Diagnosis*（Benbella Books, 2007）など，6冊の著作があります。

スーザン・K・ゴラントは，元大統領夫人ロザリン・カーターとの共著，*Helping Yourself Help Others: A Caregiver's Guide* と *Helping with Mental Illness* を含め，生物社会心理学分野で30冊以上の著作があります。1992年からUCLAの公開講座，ライタープログラムでノンフィクションの執筆について教えています。

愛する人がうつ病になったときあなたはどうする？
実践的・共感的な支援ガイド

2013年6月21日　初版第1刷発行

著　者　ミッチ・ゴラント，スーザン・K・ゴラント
監訳者　加藤　敏
訳　者　林　暁子
発行者　石澤雄司
発行所　株式会社 星和書店
〒168-0074　東京都杉並区上高井戸1-2-5
電話　03（3329）0031（営業部）／（3329）0033（編集部）
FAX　03（5374）7186
URL　http://www.seiwa-pb.co.jp

ⓒ 2013　星和書店　Printed in Japan　ISBN978-4-7911-0846-6

・本書に掲載する著作物の複製権・翻訳権・上映権・譲渡権・公衆送信権（送信可能化権を含む）は㈱星和書店が保有します。
・JCOPY〈（社）出版者著作権管理機構 委託出版物〉
本書の無断複写は著作権法上での例外を除き禁じられています。複写される場合は，そのつど事前に（社）出版者著作権管理機構（電話 03-3513-6969，FAX 03-3513-6979，e-mail：info@jcopy.or.jp）の許諾を得てください。

マンガ
お手軽躁うつ病講座 High＆Low

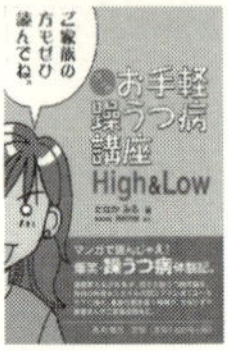

［著］たなかみる
［協力］阪南病院　西側充宏
四六判　208頁　本体価格 1,600円

マンガで読んじゃえ！ 爆笑・躁うつ病体験記。

漫画家たなかみるが、自らの躁うつ病体験を、独自の等身大スタイルの四コママンガでユーモラスに描く。著者の開き直り精神が、かならずや患者さんやご家族の励みに。

マンガ
境界性人格障害＆躁うつ病 REMIX《リミックス》

日々奮闘している方々へ。マイペースで行こう！

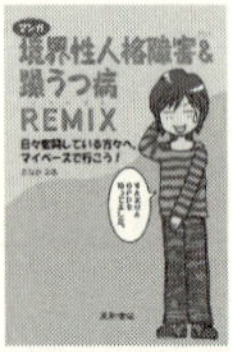

［著］たなかみる
四六判　196頁　本体価格1,600円

『マンガ お手軽躁うつ病講座 High＆Low』
（2004年刊・本体価格1,600円）に続く第2弾！！

なんと境界性人格障害が隠れていた？
躁うつ病に境界性人格障害を併せ持つ漫画家たなかみるが、ユーモアいっぱいにマンガでつづる爆笑体験記。

発行：星和書店　http://www.seiwa-pb.co.jp　価格は本体（税別）です

ママは躁うつ病

んでもって 娘は統合失調症デス

［著］文月ふう　［執筆協力］山国英彦（精神科医）

四六判　272頁　本体価格1,600円

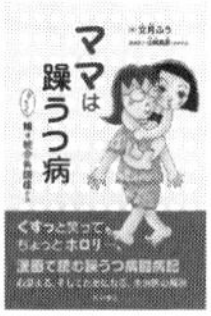

漫画で読む躁うつ病体験記

漫画でつづるジェットコースターのような波乱に満ちた躁うつ病の闘病体験、躁うつ病の母と統合失調症の娘との関わり、診察場面、患者の思い。主治医による専門用語の解説で病への理解が深まる。

「うつ」が いつまでも続くのは、なぜ？

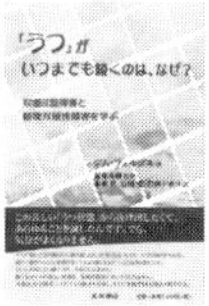

双極Ⅱ型障害と軽微双極性障害を学ぶ

［著］ジム・フェルプス　［監訳］荒井秀樹

［訳］本多 篤、岩渕 愛、岩渕デボラ

四六判　468頁　本体価格 2,400円

本書は、長引く抑うつ状態に苦しんでいる人に対して、気分障害をスペクトラムでとらえ、双極Ⅱ型障害や軽微双極性障害を念頭において、診断や治療を見直し、病気を克服するための対処方法を示す。

発行：星和書店　http://www.seiwa-pb.co.jp　価格は本体（税別）です

うつを体験した仲間たち

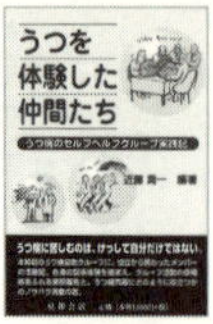

うつ病の
セルフヘルプグループ実践記

［編著］**近藤喬一**

四六判　144頁　本体価格1,600円

本邦初のうつ病自助グループに、設立から携わったメンバーの活動記。自身の闘病体験を踏まえ、グループ活動の臨場感あふれる実態報告と、うつ病克服にどのように役立つかのノウハウ満載の書。

うつ病快復のエッセンス

うつ病から幸せな人生を
見つける方法

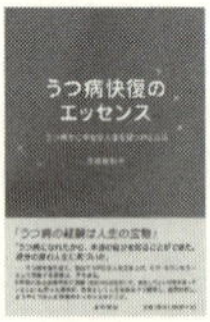

［著］**赤穂依鈴子**

四六判　168頁　本体価格1,600円

うつ病を乗り越え、ピア・カウンセラーとして活動する著者が、9年間に及ぶ治療と寛解までの過程を振り返りながら、うつ病から快復して生き生きと自分らしく幸せな人生を送るための道標を示す。

発行：星和書店　http://www.seiwa-pb.co.jp　価格は本体（税別）です

いやな気分よ、さようなら

自分で学ぶ「抑うつ」克服法

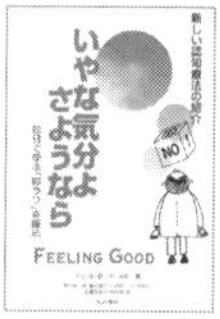

［著］デビッド・D・バーンズ
［訳］野村総一郎、夏苅郁子、山岡功一、
小池梨花、佐藤美奈子、林 建郎
B6判　824頁　本体価格 3,680円

本書は発売以来、英語版で300万部以上売れ、「うつ病」のバイブルと言われている。抑うつを改善し、気分をコントロールするための認知療法を紹介。抑うつや不安な気分を克服するための最も効果的な科学的方法を、本書を読むことにより、学んでください。今回の第2版は、初版よりも324頁増えて、824頁の大著となった。最近の新しい薬の話や脳内のメカニズムについて、分かりやすく詳しい説明が追加されている。

「うつ」を生かす

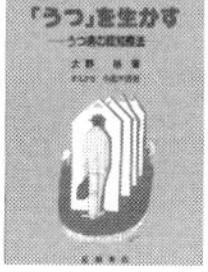

うつ病の認知療法

［著］大野 裕
B6判　280頁　本体価格2,330円

認知療法を創始者ベック教授から直接身をもって学んだ著者が、日本における臨床経験を基に、うつ病の認知療法について具体的に平易に説明する。日本人治療者による初めての認知療法実践の書。

発行：星和書店　http://www.seiwa-pb.co.jp　価格は本体(税別)です

オトコのうつ

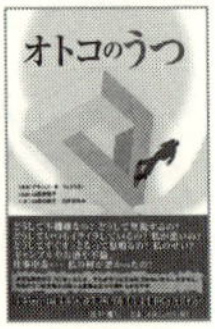

［著］デヴィッド・B・ウェクスラー

［訳・監訳］山藤奈穂子　［訳］荒井まゆみ

四六判　372頁　本体価格 2,200円

新型うつ病、自己愛型うつ病、男性のうつ病の治療に悩む治療者、精神保健関係者にも自信を持っておすすめします。

本書は、うつ状態の男性のそばにいる女性パートナーに向け、男性のうつの症状や言動の特徴について詳しく解説し、本人にうつに気づかせるコツ、心の通った会話をするコツ、援助を得られるようサポートするコツ、男性を支えすぎずに自分を大切にするコツなどを、具体的なエクササイズを通して分かりやすく身につけられるよう工夫された実用的ガイドブック。

DVDで学ぶ みんなのうつ病講座

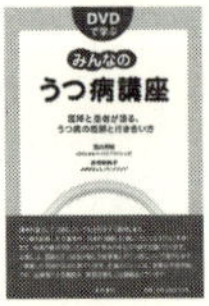

医師と患者が語る、うつ病の理解と付き合い方

［著］荒井秀樹、赤穂依鈴子

A5判　120頁　本体価格2,500円

主治医と患者で作成したうつ病入門。医師がうつ病理解のための基本的知識をわかりやすく解説し、当事者が、うつ病克服体験を述べる。付録のDVDを見ることで、より理解が深まる。

発行：星和書店　http://www.seiwa-pb.co.jp　価格は本体（税別）です